T0285500

Nazareth Castellanos

Neurociencia del cuerpo

Cómo el organismo esculpe el cerebro

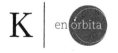

© 2022 Nazareth Castellanos

© de la edición española:
2022 by Editorial Kairós, S.A.
www.editorialkairos.com

Primera edición: Septiembre 2022
Decimosexta edición: Octubre 2023

ISBN: 978-84-9988-993-1
Depósito legal: B 8.827-2022

Fotocomposición:
Grafime Digital, S.L. 08027 Barcelona
Tipografía: Interstate, cuerpo 9,5, interlineado 14 para el texto
y Caecilia para los títulos y subtítulos

Diseño cubierta: Editorial Kairós
Imagen cubierta: Vitrubio de Leonardo Da Vinci

Impresión y encuadernación: Ulzama digital

Neurociencia del cuerpo

La neurociencia vive hoy inmersa en una revolución con fuertes implicaciones clínicas, sociales y personales. El redescubrimiento de la influencia de los órganos del cuerpo sobre el cerebro nos traslada a una visión integral de la percepción.

En este libro, la autora nos acompaña en un viaje a través del cuerpo para descubrir su impacto sobre las neuronas. El recorrido nos lleva a reconocer que la memoria, la atención, el estado de ánimo o las emociones dependen de cuestiones como la postura corporal y los gestos faciales, la microbiota intestinal y el estómago, así como el complejo patrón de latidos cardíacos y la manera como respiramos. Las evidencias científicas más novedosas y rigurosas se entrelazan en esta obra con la historia de la medicina en Oriente y Occidente.

El corazón que está en mi pecho
no es solo mío

Para Oliver Indri

SUMARIO

BIENVENIDA

FUERON MUCHOS LOS DOMINGOS que íbamos a pasear por la Sierra de Tramontana, en Mallorca. Volvíamos a casa cargados de naranjas, aunque en realidad íbamos a ver los olivos. En la Serra, como dicen aquí, hay olivos centenarios. La torsión de sus bizarros troncos es una exhibición de firmeza, a la vez que de adaptación. La riqueza de sus frutos aliña las mesas mediterráneas. Cuenta la leyenda que el dios Poseidón y la diosa Atenea osaban dar su nombre a la recién fundada ciudad de Atenas. Para resolver el combate, Zeus dictaminó que ganaría aquel que la dotara del don más precioso. Poseidón clavó su tridente en una roca de la que salió un salvaje caballo. Atenea golpeó la roca con su lanza, haciendo surgir un olivo. La diosa fue ensalzada como patrona de Atenas y el olivo como el árbol de la paz. Oliver, que en latín significa olivo, es quien trae la paz.

Algunos días, si el viento lo permitía, Oliver practicaba QiGong en las laderas de la montaña mientras nuestra hija y yo disfrutábamos de las naranjas que minutos antes había hurtado. El QiGong es un arte corporal, basado en la medicina china, que representa la fusión entre la postura corporal y la mental. Observando los movimientos de Oliver y saboreando, después, el impacto que habían dejado en su temperamento, una neurocientífica como yo se lamentaba, una vez más, del cerebrocentrismo que impera en la investigación y del destierro al que hemos condenado al cuerpo. Durante los últimos siglos, no muchos, el entendimiento humano se ha estudiado desde lo abstracto de las ideas y su vertiente biológica se centraba, exclusivamente, en la función del cerebro. El resto del cuerpo y el cuerpo en sí eran tan solo su soporte. El organismo y la postura corporal no tenían el más mínimo papel en el escenario de la mente humana.

El ostracismo corporal, que así lo llamé, producía en mí un sentimiento de rechazo al conocimiento occidental. Pasé años buscando referencias e inspiración en medicinas de culturas lejanas: aquellas para quienes el organismo y la mente son las dos caras de una misma moneda, y aquellas que reconocían que las posturas y los movimientos del cuerpo influyen en la psicología. Esa visión chocaba con la que debía defender en los laboratorios. Afortunadamente duró poco, y hoy me siento afortunada por poder vivir una revolución científica que comienza a conciliar el cerebro con el resto del cuerpo.

Este libro representa la hoja de ruta de esa reconciliación, donde he sintetizado las conclusiones de los artículos científicos que han marcado y están guiando la revolución actual. Comenzamos el viaje por el cerebro, faltaría más, para conocer el funcionamiento de las neuronas y las áreas cerebrales más destacadas, sobre todo aquellas que van a tener más peso en la relación con el organismo. Emprendemos la reconciliación con el cuerpo desde fuera, desde las sensaciones que nos regala la piel, desde los gestos, y desde la postura corporal. Es ahí donde se inicia nuestra experiencia, en la cara visible del organismo, la referencia emocional, y la postura desde la que se fragua la actitud.

Y, ahora sí, nos sumergimos en las entrañas. De abajo hacia arriba, para conocer cómo el organismo esculpe el cerebro. Si me acompañáis, descubriremos el océano de microorganismos que habita en nuestro intestino y que moldea los factores de crecimiento neuronal, sin los cuales no podría brotar el aprendizaje. Pondremos nombre a los mecanismos de interferencia del intestino sobre la psicología, para resaltar una vez más la importancia de los hábitos del estilo de vida en nuestro bienestar. Seguimos subiendo hacia la cima y llegamos hasta los pulmones. Ahí veremos cómo la influencia de la respiración sobre la actividad neuronal deja su impronta en la atención, en la memoria, así como en la expresión de las emociones. Comprenderemos, científicamente, que la respiración, cuando es voluntaria y consciente, guía la plasticidad neuronal para esculpir o reorganizar la arquitectura cerebral. Seguidamente llegaremos al trono del corazón, el perenne rival del cerebro. Desde la anatomía veremos que el latido cardíaco impacta sobre la actividad de las neuronas de las áreas cerebrales más involucradas en la percepción: la percepción subjetiva, aquella que cada uno construimos de la maleable realidad. Finalmente, integramos. No se podía separar lo que estaba relacionado.

Como ya he dicho, durante años he renegado de la cultura occidental por su fragmentación. Reconocía, por supuesto, sus bondades y, cuando me he encontrado mal, he acudido con acatamiento a sus hospitales. Pero me resistía a aceptar que las diferentes partes del cuerpo obraban con independencia, y que el entendimiento solo usase de mí aquello que reside en la cabeza. Cansada de maldecir el saber de la vieja Europa, durante un paseo entre los olivos de un bosque mediterráneo decidí estudiar la historia de la medicina occidental. Es así como llegué a la medicina del Antiguo Egipto y de la Grecia clásica, la cuna de las medicinas que hoy recorren los pasillos de los hospitales de medio mundo. Desde Imhotep, hasta Hipócrates, Aristóteles o

Averroes, todos han defendido una biología integral. La fragmentación o separación de las partes del cuerpo llegó a nuestro saber hace relativamente poco tiempo, unos escasos tres siglos que nos han valido para diseñar un mejor método de exploración, estudio y conocimiento. Gracias a esas lecturas me reconcilié con los orígenes de mi cultura, y he querido compartir un resumen de esa historia para transmitir, a médicos y al público en general, la necesidad de recuperar una visión humanista de la medicina y del ser humano.

Decía George Orwell que lo importante no es mantenerse vivo, sino mantenerse humano.

NAZARETH CASTELLANOS
Mallorca
Marzo del 2022

Capítulo 1
EL CEREBRO

EL BOSQUE NEURONAL

«Se necesita silencio para contemplar la naturaleza», advirtió la guarda forestal del bosque Piedra Canteada. «Por favor apaguen sus teléfonos, tengan paciencia, no se escondan en pensamientos, eviten la tentación de expresar su asombro y procuren observar en silencio. Sobre todo observar en silencio», nos insistió la ingeniera Diana Morales. Durante los meses de julio y agosto, a las ocho y media de la noche, el santuario de luciérnagas del estado mexicano de Tlaxcala apaga sus luces y el bosque se ilumina gracias a la bioluminiscencia de las luciérnagas. Aquel verano, en el ecuador de mi doctorado, recorría México desde su capital hasta Chiapas. En silencio, observando la coreografía de las luciérnagas me sentía como un ser diminuto que se hubiese colado en el cerebro. El destello rítmico de esa población de insectos me recordaba a lo que semanas antes había medido en el laboratorio de neurociencia, neuronas descargando electricidad, formando una afinada orquesta dirigida por la percepción. Las luciérnagas son unos pequeños insectos que emiten luz gracias a la reacción química de la enzima luciferasa que se produce en su abdomen. También conocidos como gusanos de luz, deben su nombre al origen latino de la palabra *lucifer*, el que trae luz. En un despliegue de complejidad, las luciérnagas se convierten en faros en la oscuridad del bosque. Alternan momentos de oscuridad con destellos intermitentes y periódicos. Escondidas entre el denso follaje del bosque, su danza de luz recuerda a las auroras boreales de los países escandinavos en invierno. Cuando las luciérnagas acompasan sus impulsos luminosos y crean esta danza de claridad en la oscuridad alertan a las hembras de su presencia, hasta que se produce el apareamiento. Esta historia interminable es la base de la reproducción de estos insectos, sin la cual la respuesta de la hembra caería en más de un 90%. La belleza del espectáculo no reside en el destello rítmico de una sola luciérnaga, sino en la coreografía de luces que crean miles de ellas. Su belleza y su poder residen en el grupo. La comunidad es más importante que la comunicación. Lo que se observa, cuando el turista está en silencio, no es un conjunto de luces emitidas por las luciérnagas de forma independiente, aleatoria, sino la sincronización de una agrupación de luciérnagas que, acopladas a diferentes ritmos, dibujan con su luz complejos patrones similares a los bailes de las bandadas de pájaros en el aire o los bancos de peces en el mar. Las luciérnagas, los peces o las aves se orquestan, se regulan entre sí. Se dice, en este caso, que se sincronizan.

La sincronización es uno de los principios de la biología, el acto de compartir, de comunicarse. Los insectos, como las aves y los peces, generan dichas coreografías siguiendo un principio de sincronización, que el profesor Steven Strogatz define como sistema complejo autoorganizado. Según este principio, que se aplica desde la escala microscópica hasta las sociedades de distintas especies, incluida la humana, los componentes de un grupo consiguen sincronizarse porque cada individuo es consciente y se contagia de lo que hacen sus vecinos más inmediatos. Normalmente no más de cuatro o seis vecinos. La sincronización de la manada se consigue gracias a la cooperación. Cuando un cierto número de luciérnagas se ha sincronizado, su actividad conjunta y coherente resalta por encima del murmullo desordenado del grupo, produciéndose una amplificación. Algo similar observamos en un estadio de futbol, por ejemplo. Una minoría fiel pero rotunda entona el nombre del equipo, los vecinos contagiados de su ímpetu se unen al coro. Cuando el número de animadores ha alcanzado un número crítico, la expansión es inmediata. En pocos segundos, el estadio entero se une con intensidad al clamor. Este mecanismo de propagación de la información no requiere de la cooperación de todos los componentes, ya que habrá seguidores o luciérnagas que no se incorporen a la coreografía sin que la sincronización resulte dañada. Es más, esos componentes marcan una diversidad que hacen al sistema evolucionar. Sin embargo, la actividad del grupo ejercerá una potente atracción para absorber a cuantos más componentes sea posible.

Al igual que las luciérnagas o los seguidores del equipo de futbol, las neuronas se sincronizan para propagar la información por el cerebro. Sin dicho comportamiento sincronizado no habría nada, tan solo una amalgama de neuronas que actuaría aleatoriamente. Las neuronas, los insectos y los humanos tendemos a sincronizarnos con los seres que nos rodean, sin perder la individualidad. Tendemos a formar una unidad, pero, paradójicamente, para formarla es imprescindible que haya una distancia de separación entre los componentes de la unidad.

Fue precisamente una distancia de la milmillonésima parte del metro lo que marcó el nacimiento de la neurociencia; en concreto, veinte nanometros. Era principios del siglo xx, aproximadamente 1905, cuando don Santiago Ramón y Cajal pudo mostrar que el cerebro estaba formado por neuronas. En aquel momento, reinaba la teoría reticular, que suponía que el cerebro era una masa continua compuesta por cuerpos neuronales y cubierta de ramas tan densas que conformaban una extensa red por la que fluía la información. Sin embargo, el genio navarro insistía en que las neuronas y sus ramas estaban muy juntas pero no llegaban a tocarse. Son árboles en un bosque altamente ramificado, pero árboles al fin y al cabo. Gracias al descubrimiento de una técnica para teñir el cerebro, se pudo observar por primera vez que las neuronas estaban, efectivamente, separadas; en concreto, veinte nanometros. Esa distancia tan pequeña y a la vez enorme se conoce hoy como sinápsis y permite que las neuronas se comuniquen eléctrica y químicamente, permitiendo la propagación de la electricidad que emana de ellas. Es el principio fundamental del procesamiento de la información en el cerebro. La neurona no es lo importante, decía don Santiago, sino su capacidad de dar y recibir, de compartir. La biología es la ciencia de la vida porque se basa en el compartir. Del cuerpo neuronal surgen dos prolongaciones, llamadas dendritas y axones, por las que se recibe y propaga, respectivamente, el impulso eléctrico. De esta forma, cuando la neurona ha alcanzado un cierto nivel de electricidad y emite un potencial de acción o descarga eléctrica, este se propaga por el axón que, según su diámetro, conduce el impulso nervioso como un cable a una velocidad que varía entre uno y cien metros por segundo. Existen neuronas de axón corto, que permiten la comunicación con las vecinas, y neuronas de axón largo, que actúan como embajadoras entre regiones más distantes del cerebro. Dicho impulso de la neurona emisora será recibido por la dendrita de la neurona receptora. Dendrita viene de la palabra griega *déndron*, árbol, lo que facilita la visualización de la morfología de esta parte de las neuronas. Son las copas receptoras del impulso nervioso que lo conducen hasta el cuerpo neuronal o soma. En un cuento infantil podríamos apuntar que las neuronas hablan por los axones y escuchan por las dendritas. La base del funcionamiento cerebral es ese diálogo, ese compartir.

Ramón y Cajal describió las neuronas como «las misteriosas mariposas del alma, cuyo batir de alas quién sabe si esclarecerá algún día el secreto de la vida mental». El navarro descubrió la arquitectura cerebral gracias a una técnica que permitía visualizar una baja proporción de neuronas, aquellas que destacaban en el frondoso bosque neuronal, y solo así puedo demostrar que el bosque está formado por árboles. Él, que pasaba «horas y horas en solitarios bosques, trepando árboles y tratando de averiguar el curso de los ríos», revivió su niñez cuando el Consejo Municipal de Valencia le regaló un microscopio Zeiss en agradecimiento a su generosa labor clínica durante la pandemia de cólera y tuberculosis de 1885. Con este instrumento en sus manos, Ramón y Cajal mostró al mundo cómo son los árboles que forman el bosque cerebral y los ríos que lo bañan: así sentó las bases de la histología del sistema nervioso.

Don Santiago Ramón y Cajal nació en el año 1852 en Petilla de Aragón, a poco más de cien kilómetros de Zaragoza, en cuya universidad su padre era profesor de anatomía. De espíritu curioso y más bromista que juguetón, destacaba en su juventud por su habilidad como dibujante, un talento que marcó la historia de la neuroanatomía, que se ha valido de sus dibujos para describir la estructura de las neuronas y el sistema nervioso. Estudió medicina en la Universidad de Zaragoza y compaginó sus estudios con lecturas sobre filosofía y largas horas de gimnasia. Después de un tiempo en la Universidad de Valencia se trasladó a Madrid, en 1887, donde conoció al profesor Luis

Simarro, neurólogo, psiquiatra y psicólogo, que le enseñó la técnica de tinción que le permitiría describir el bosque neuronal y sus árboles. Ese año fue nombrado catedrático de la Facultad de Medicina de la Universidad de Barcelona, donde desarrolló la etapa más fértil de su carrera, alcanzando el reconocimiento internacional. En 1906 fue galardonado con el Premio Nobel de Medicina, que compartió con Camilo Golgi por su invención de la técnica de tinción que permitió a Cajal descubrir la arquitectura del sistema nervioso. Ese mismo año, el pintor Joaquín Sorolla retrató al genio, envuelto en una elegante capa española, delante de uno de sus dibujos del cerebro. Sorolla pintó a don Santiago mirando fijamente al espectador, como queriendo expresar que la neurociencia habla de nosotros mismos.

LA GRAN ORQUESTA

Matemáticamente se define a las luciérnagas, y a las neuronas, como osciladores. Emiten electricidad de forma intermitente, a diferentes ritmos, en una percusión eléctrica. Cada una de las 86.000 millones de neuronas que componen nuestro cerebro tiene la capacidad de emitir un impulso eléctrico, también llamado disparo neuronal o potencial de acción, que es transmitido por el axón de la neurona emisora y recibido por la dendrita de la neurona receptora. Así como las luciérnagas están un tiempo a oscuras, hasta que la reacción química de su abdomen se completa, las neuronas pasan un tiempo en silencio eléctrico hasta que su cuerpo neuronal alcanza un cierto nivel de electricidad y, entonces, al igual que las luciérnagas, emiten una descarga que en el caso neuronal se manifiesta en forma de descarga eléctrica. Al igual que las luciérnagas, los disparos de las neuronas se emiten de forma periódica, no lo hacen al azar. La prodigiosa coreografía de luz dibujada por las luciérnagas en el bosque de Piedra Canteada se observa también en la superficie del cerebro. Las descargas eléctricas de las neuronas oscilan, las neuronas son también osciladores ya que exhiben un comportamiento rítmico. Se han identificado cinco ritmos neuronales o formas en las que las neuronas oscilan o emiten descargas eléctricas. También se conocen como lenguajes o idiomas neuronales, ya que representan un código de comunicación entre las células nerviosas. Similar al código morse. Hay ritmos rápidos y otros lentos, y normalmente todos están presentes de forma simultánea y en tareas muy diversas. Se dice que el cerebro es multilingüe a un mismo tiempo. Cuanto más rápido sea un ritmo menor será su alcance. Los ritmos rápidos son útiles, por tanto, para comunicar a las neuronas vecinas. Al contrario, cuanto más lento sea un ritmo mayor será su capacidad de llegar más lejos.

El estudio de la dinámica eléctrica de las neuronas ha observado que los ritmos oscilatorios están acotados en frecuencias y se han establecido cinco bandas espectrales siguiendo un curioso orden del alfabeto griego: delta (0,5-2 Hz), theta (3,5-6 Hz), alfa (8-12 Hz), beta (18-30 Hz) y gamma (> 45 Hz). Pone que Hz es una medida de frecuencia, de forma que 8 Hz supone 8 disparos eléctricos por segundo. Es una medida de la rapidez y periuricidad con la que una neurona se activa eléctricamente. Este comportamiento oscilatorio de las neuronas encierra un secreto tan bello como práctico. La relación entre las frecuencias centrales de cada banda espectral es igual al número áureo phi, $(1 + \sqrt{5})/2 \approx 1{,}61803$. Tan importante en las matemáticas como en la estética, este número se encuentra presente en la naturaleza, desde los caracoles a la disposición de los pétalos de las flores, pasando por el grosor de las ramas y tronco de los árboles. El lenguaje neuronal está centrado en el número áureo. La frecuencia media de una banda espectral neuronal se puede calcular multiplicando la frecuencia de la banda anterior por el número de oro. Desde un punto de vista de optimización computacional se hubiera esperado que las frecuencias de las diferentes bandas siguieran una relación natural, y no un número que no es racional. En el año 2010 se publicó un estudio donde se proponía una respuesta. Si la relación entre las bandas fuera natural, por ejemplo, que una frecuencia fuera el doble o triple que la otra, el cerebro podría entrar en un estado de sincronización total y quedaría perpetuamente en una actividad cuya inflexibilidad lo inutilizaría. Esto sucede, por ejemplo, en un ataque epiléptico donde la hipersincronización de una vasta región cerebral impide su funcionamiento. Sería como una empresa donde todos los trabajadores hacen exactamente lo mismo todos los días. No parece muy útil. Sin embargo, si la relación entre las frecuencias es irracional, se favorece la sincronización, pero se deja la puerta abierta a una posible reorganización. Esto permite que el cerebro pueda alternar estados de sincronización y estados de ruptura del acoplo. Esta propiedad se conoce como metaestabilidad cerebral. Tan importante es saber entrar como saber salir.

El ritmo principal del cerebro es alfa, estado en el cual las neuronas emiten entre ocho y doce descargas eléctricas por segundo. Su frecuencia media es de 10Hz, y a partir de ella y multiplicando por el número de oro se obtienen las oscilaciones promedio de las demás bandas espectrales. Se le denominó con la primera letra del alfabeto griego, *alpha*, no por ser el primer ritmo, sino por ser el más abundante en el cerebro y, por tanto, el primero que se identificó. La presencia de ondas alfa crece desde la infancia a la adolescencia, después comienzan a desaparecer. Una manera de aumentar las ondas alfa en el cerebro y provocar un coro de neuronas disparando a tal frecuencias es, por ejemplo, cerrando los ojos. Es en ese estado cuando se detectan las ondas alfa con más fuerza, especialmente en la parte trasera del cerebro o corteza occipital. Un simple parpadeo rompe el coro y disminuye la presencia de este ritmo. Por ello, muchas veces se ha identificado a alfa con estados de relajación. Sin embargo, su presencia está estrechamente vinculada a funciones cognitivas como, por ejemplo, prestar atención. Detengámonos aquí un instante. Para que el lector lea estas líneas, su principal aliado es la atención. Decía William James que la atención es la toma de posesión de la mente y, por tanto, nos permite seleccionar nuestra realidad. Un maestro de meditación comparó la atención con la lámpara del minero, que ilumina solo aquello que enfoca dejando lo demás a oscuras. Atender aquí supone desatender todo lo demás. Para una lectura atenta de estas líneas hay que ocultar el resto del mundo. En este momento, el cerebro del lector está luchando por sostener la atención en su lectura frente a la constante oleada de pensamientos, sensaciones o emociones que buscan protagonismo. Este continuo bombardeo se conoce como interferencias de la percepción; las famosas distracciones. La dificultad en el control de la atención reside, precisamente, en la disputa entre lo atendido y lo desatendido, un combate que suele perder el objeto de la atención ya que reconocerá el lector que no sería la primera vez que se deja seducir por pensamientos mientras lee un libro, dialoga con un amigo o trabaja en la oficina. Decía Pablo d'Ors que la oscuridad es una luz que busca ser observada. Mantener en la oscuridad lo que no es relevante es obra de las ondas alfa.

Cuando un área del cerebro está envuelta en una tarea que conlleva el mantenimiento de la atención, las ondas alfa se encargan de inhibir aquellas zonas que no están involucradas en esa tarea para impedir que se produzcan interferencias o distracciones. El principal enemigo de la atención es la distracción y su excesiva naturaleza viajera. El estado eléctrico en el que entran las neuronas al emitir descargas al ritmo alfa impide que la atención sea seducida por pensamientos, emociones y sensaciones de origen interno principalmente. Se ha estimado que el 80% de las distracciones que nos secuestran surgen en casa, no fuera. La práctica habitual de la meditación nos ayuda en ese combate. Cuando comenzamos a controlar la atención, gracias a la meditación, a los pocos días se produce un aumento del número de neuronas que oscilan en la frecuencia alfa. Ese esfuerzo está relacionado con el que realizamos cuando, sentados en el cojín, nos batimos en un combate con nosotros mismos. La constancia que acompaña a cada intento por practicar la meditación tiene como fruto el fortalecimiento del ritmo alfa, comenzando por la parte posterior del cerebro y acabando en las áreas frontales. Podemos entender el trabajo que supone reorientar una y otra vez la atención hacia el objeto de observación si somos conscientes de la ardua labor fisiológica que está teniendo lugar dentro de nuestro cerebro. Cada intento por atender al momento presente y observar la respiración, por ejemplo, supone la cooperación de millones de neuronas que sincrónicamente oscilan en ritmo alfa generando una barrera de contención de la información que se crea en el cerebro de forma involuntaria y que hemos estimado en ese momento como irrelevante; todo ello sin que seamos conscientes de tal batalla. El cerebro del meditador novato se ve desbordado ante una avalancha de distracciones que hasta ahora acampaban libremente. A la vez que la persona adquiere experiencia y poco a poco va controlando su atención, se refuerzan simultáneamente los mecanismos de aprendizaje neuronal en la oscilación alfa, generándose patrones de contención de las distracciones más eficientes. El proceso de aprendizaje de la meditación supone un incremento significativo de las ondas alfa cerebrales. Cuando el meditador ya ha alcanzado el grado de muy experto, las ondas alfa se retiran. Ya no hay interferencias que detener. Para ello ha debido acumular más de diez mil horas de meditación. Los demás nos conformamos con una barrera de oscilaciones alfa que protege la atención de las constantes distracciones.

La universidad de Birmingham alberga uno de los departamentos más prestigiosos en el estudio de las ondas alfa y su papel en la atención. Simbolizan con gran acierto el ritmo alfa cerebral como una señal de STOP. Precisamente por lo que acabamos de ver, por su papel de contención de las distracciones para favorecer la localización de la atención. Para el cerebro, tan importante es estimular como frenar, es decir, activar como inhibir. En un intento de abortar un error, el cerebro incrementa la presencia de ondas alfa hasta en un 25% justo antes de cometer una equivocación. Este mecanismo de defensa o protección de una buena ejecución se ve atenuado cuando hacemos algo de forma automática, popularmente dicho como «en piloto automático». La importancia de alfa es evidente para el cerebro, sin embargo, no debemos confundir lo óptimo como lo máximo. Existe un fenómeno llamado «intrusión de alfa» donde las neuronas oscilan a esta frecuencia en vez de hacerlo en aquella que se precisaba. Esto es especialmente relevante a la hora de dormir. Sabemos que el sueño requiere de oscilaciones cerebrales lentas, delta o theta, donde las neuronas van ralentizando su actividad para desconectarse del exterior. Si justo antes de ir a la cama estamos muy activos mentalmente, incrementamos la presencia de ondas rápidas. Por ejemplo, meditar potencia el ritmo alfa durante más de una hora después de haber finalizado la práctica.

Ver las pantallas también propaga los ritmos rápidos en una vasta extensión neuronal. Ritmos que no cesan al apagar la pantalla, que se quedan reverberando durante un tiempo en nuestro cerebro. Cuando decidimos ir a dormir, no siempre con sueño, damos por hecho una respuesta neuronal obediente e inmediata, pero no es así. Nuestro cerebro sigue inundado de ondas más rápidas de las que requiere para consolidar el sueño, porque hemos estado más activos de lo que debiéramos. Al aparecer alfa en vez de delta se produce una interrupción, que se ha relacionado con fibromialgia y algunos desórdenes mentales. Cuidar la calidad del sueño pasa por aprender a preparar el sueño. El cerebro no es un sistema inmediato, las transiciones son muy importantes.

El ritmo delta, con una emisión de descargas eléctricas neuronales entre 1 y 4Hz, está asociado principalmente al sueño. Son las ondas más lentas pero de mayor amplitud del cerebro. Las neuronas cantan muy despacio pero muy alto, la relación es siempre inversa. El proceso del sueño se produce de forma continua. El cerebro se va durmiendo poco a poco a medida que las neuronas dejan de responder a los estímulos que llegan de los sentidos. Este silencio se va propagando por el cerebro hasta que, alcanzada una masa suficiente, caemos dormidos. En esa propagación, el cerebro se puede encontrar con áreas que permanecen muy activas, debido a los estímulos recientes y la intrusión del ritmo alfa, que dificultan la propagación del silencio y, por tanto, la consolidación del sueño, como hemos visto. A medida que avanza el sueño, las neuronas comienzan a oscilar en el ritmo delta. Cuando más del 50% de las neuronas descargan en delta pasamos a las fases más profundas del sueño. Un ejemplo extremo es la anestesia, donde se mide la presencia de estas ondas como indicador del estado de inconsciencia. Las ondas delta son predominantes en los niños, desde el nacimiento hasta los cinco años de promedio, y comienzan a decrecer en la adolescencia. El proceso de maduración se mide también por las variaciones en el ritmo delta: a medida que el niño madura las ondas delta van decreciendo. La tendencia de estas ondas es la de desaparecer a lo largo de la vida, siendo prácticamente ausentes en el cerebro anciano. Sin embargo, las personas con daño cerebral adquirido o neurodegenerativo experimentan un enlentecimiento de la dinámica neuronal, propio de la vejez patológica. La presencia de ondas lentas no debe asociarse tan solo al sueño o a la patología, se ha observado su implicación en procesos como la toma de decisiones, la observación del entorno, la búsqueda de recompensa y el control autónomo del cuerpo. El objeto de las ondas depende de la tarea cerebral en la que están implicadas. El significado de un lenguaje es su uso, decía el filósofo Kierkegaard.

El ritmo theta, con una banda espectral de entre cuatro y ocho descargas eléctricas por segundo, es un ritmo lento pero con fuertes implicaciones en la cognición. Está presente principalmente en el hipocampo, la estructura cerebral más involucrada en la memoria. Se conoce como ritmo theta hipocampal. Se relaciona con la formación de memorias, la actualización de información nueva y el aprendizaje, y es clave para la organización espacio-temporal de los acontecimientos. Dado su protagonismo en la capacidad para aprender y memorizar, hoy se dedican grandes esfuerzos a diseñar dispositivos artificiales que incrementen la presencia de estas ondas en personas con daño cerebral o enfermedad de Alzheimer. Las ondas theta son fundamentales para que el cerebro conozca nuestra posición corporal y el lugar en el espacio. El ritmo theta establece una estrecha relación entre la memoria y nuestro lugar en el espacio. Es habitual referir el lugar en el que estábamos cuando recordamos un hecho. «Yo estaba en la biblioteca de la universidad

cuando me enteré de los atentados de Nueva York», suelo referir en cada aniversario del ataque. Y recordar el lugar donde estábamos nos ayuda a recordar el hecho. Esta función la llevan
a cabo las «neuronas de lugar» del hipocampo, que generan un
mapa mental con la posición que ocupamos en el espacio y diseñan la estrategia de movimiento si fuera necesario. La primera
parte del ciclo de theta está involucrada en calcular la posición
que ocupamos en el momento presente y la segunda parte, en
estimar o planificar cómo será nuestra trayectoria. Dicho descubrimiento mereció un premio Nobel en el año 2014. Así que, en
cada momento, el cerebro está procesando nuestro lugar en el
mundo, la posición de nuestro cuerpo, y diseñando futuras posiciones. Esa información será fusionada con la memoria de la
experiencia que estemos viviendo. La postura de nuestro cuerpo es parte, para nosotros invisible, de los recuerdos. Una técnica para reforzar las ondas Theta es una práctica de meditación
que consiste en ser conscientes del lugar que ocupamos y del
espacio que nos rodea. Nuestra posición, movimiento, memoria
y aprendizaje se fusionan en las ondas theta. Al igual que las ondas delta, las oscilaciones theta también decrecen con la edad,
siendo un marcador del neurodesarrollo.

El ritmo beta es una oscilación que ocurre en el rango de 12
a 30Hz. Al igual que les sucedió a las ondas alpha, las oscilaciones beta fueron consideradas un ruido innecesario en el cerebro
y se desechaban de los estudios sobre este lenguaje neuronal.
Diferentes experimentos en la década de los noventa cambia-
ron el rumbo de la neurociencia y reconocieron un papel funcional a ambos ritmos. Las ondas beta son uno de los ritmos, junto
a theta, más involucrados en el movimiento. Toda aquella tarea
que requiera un control motor debe implicar una desincroniza-
ción en beta, es decir, debe romperse el patrón neuronal sincro-

nizado en dicho ritmo para poder ejecutar el movimiento. Debe romperse la rigidez. Su presencia en la corteza motora se asocia a las contracciones de los músculos, desapareciendo antes y durante el movimiento.

El ritmo gamma, el más rápido del cerebro, cubre entre las treinta y cien descargas eléctricas por segundo. Puede llegar a 150Hz. Es un ritmo fuertemente implicado en la atención. La diferencia entre realizar una tarea de forma atenta o presente o hacer lo mismo con menos recursos atencionales, o piloto automático, es la cantidad de oscilaciones rápidas que evoquemos. Los ritmos altos de gamma, hasta los 50Hz, están involucrados en procesos de percepción y memoria, mientras que los ritmos muy altos de gamma, cercanos a los 100Hz, se observan cuando procesamos información de alto nivel, como la observación de uno mismo o metacognición, la empatía, la compasión o meditaciones exigentes. Curiosamente, el ritmo gamma muy alto es también epileptogénico, precede a los ataques epilépticos. Basándose en esta relación clínica, algunos autores se han aventurado a afirmar que las experiencias místicas podrían ser explicadas como sucesos epilépticos. Aparte de este reduccionismo, la literatura científica alienta a ser prudente en la práctica de la meditación en personas con propensión a la epilepsia. El cerebro en esta enfermedad es un sistema muy tendente a la sincronización, por tanto, los hábitos que promueven la presencia de oscilaciones fuertes serían desaconsejables. El ritmo gamma está implicado también en la percepción del tiempo. Dada la rapidez de sus descargas actúa como una suerte de reloj con un paso de tiempo fino y preciso. Aquellas experiencias que vivimos con atención plena tienen una mayor presencia de ondas gamma, lo que conlleva una mejor estimación de los tiempos y mayor finura o detalle en las memorias registradas. Dada su relación con las ondas theta del hipocampo, gamma es también fundamental para la memoria. Al contrario, cuando vivimos una experiencia en el estado de «piloto automático» o sin consciencia de lo vivido se produce un descenso de las ondas gamma que dificultan la consolidación de la memoria, fenómeno conocido como «amnesia por lo automático». Esta precipitada niebla afecta principalmente a la memoria autobiográfica, muy dependiente de las ondas gamma. Según el profesor Schacter, de la Universidad de Harvard, la guillotina del olvido cae antes sobre la memoria episódica, aquella referente a nuestras vivencias, que sobre la memoria semántica, los datos. Será más fácil recordar donde estuve que cómo me sentí allí.

PERCIBIR ES INTERPRETAR

¡Qué extraño es vagar en la niebla!
En soledad piedras y sotos.
No ve el árbol los otros árboles.
Cada uno está solo.
Lleno estaba el mundo de amigos
cuando aún mi cielo era hermoso.
Al caer ahora la niebla
los ha borrado a todos.
¡Qué extraño es vagar en la niebla!
Ningún hombre conoce al otro.
Vida y soledad se confunden.
Cada uno está solo.

En la niebla,
de Hermann Hesse

Cuando Hermann Hesse pasea por el bosque, presumo de la Selva Negra alemana, la imagen de los árboles se desplaza fugazmente hasta los receptores de la retina de sus ojos. Son el primer impacto entre el mundo y nosotros. También lo son los receptores de la piel, el oído, el olfato y el gusto. El árbol, transformado ya, en el ojo, en una onda electromagnética biológica, viaja silencioso por el nervio óptico hasta llegar al receptor principal del cerebro, el tálamo, situado en su centro. Desde ahí, la información se distribuye por los sistemas de memoria, el hipocampo, y de emoción, la amígdala. Todas estas estructuras son subcorticales, es decir, están por debajo de la corteza cerebral y procesan, por tanto, información de la que no somos conscientes. Se sigue aceptando de forma general que solo cuando la información toca la parte superficial del cerebro, su corteza cerebral, somos conscientes de dicha información; el resto permanece en la niebla. En su recorrido desde los receptores, los ojos por ejemplo, hasta la corteza, dicha información es para nosotros no consciente. Gran parte del tiempo, el mundo pasea en la niebla. Desde que la imagen del árbol ha llegado a la retina de Hesse hasta que ha sido desglosada por los sistemas límbicos han pasado unos 100 milisegundos, siempre en la niebla. La percepción comienza su vagabundeo en una niebla que retrasa la experiencia consciente. Siguiendo en la niebla, los sistemas límbicos o emocionales informan al hipotálamo para que traslade su veredicto al cuerpo, a las vísceras y a las sensaciones. Hesse, sensible y sensitivo, sentirá en su piel la elegancia de un majestuoso abeto, aun sin ser consciente de haberlo visto. Vida y soledad se confunden. Las sensaciones del cuerpo ante la experiencia anteceden al acto consciente. El cuerpo sabe lo que la mente aún no se ha dado cuenta, repito sin cesar. Una vez procesada la información en los sistemas no conscientes o subcorticales, el abeto, por fin, llega a la corteza. En ese mágico instante, Hesse es consciente del abeto, casi medio segundo después de haberlo visto sus ojos. Pero para nosotros, ha sido instantáneo. *Al caer ahora la niebla, los ha borrado todos.*

El abeto ha llegado a la corteza visual primaria, en la parte trasera u occipital del cerebro. En esta región cerebral, una de las más extensas, existen circuitos neuronales que procesan las características de la imagen vista. Un grupo de trabajo de neuronas procesará la forma, otro el color, otro su posición, y así con un sinfín de detalles. En el cerebro, como en el intestino, todo se descompone. Cada grupo de neuronas especializado en un atributo de la escena guarda con sigilo su secreto, *no ve el árbol los otros árboles,* hasta que se hace consciente.

Cada persona tiene en su cerebro doce veces más neuronas que habitantes hay en la Tierra. Sin embargo, a pesar de tan magna población se observa una majestuosa organización. El cerebro, lejos de ser un cúmulo de células, es un sistema con capacidad para autorganizarse y dar lugar a enrevesados comportamientos. El principio que rige dicha organización es la sincronización, es decir, la formación de equipos o circuitos de neuronas que se organizan para desempeñar una tarea concreta. Decimos que las neuronas estañan sincronizadas cuando se comunican entre sí. En ese caso, dichas neuronas hablan en el mismo ritmo y sus actividades eléctricas están relacionadas. Donald Hebb, pionero en el campo de la biopsicología, llegó a decir que «las neuronas que disparan juntas permanecen juntas». El funcionamiento cerebral se basa en la formación y disolución de dichos circuitos neuronales, así como la sincronización de las luciérnagas facilita el apareamiento de los insectos del bosque de Tlaxcala. En el cerebro, la sincronización neuronal facilita la percepción. Cada circuito neuronal, formado generalmente por millones de neuronas, tendrá la misión inicial de codificar un aspecto de la escena percibida. Como decíamos, en el cerebro de Hesse un circuito neuronal procesará la forma, otro el color, otro su posición, y así con un sinfín de detalles. La información debe ser segregada, como primer paso, antes de ser integrada. Este es el principio de la percepción propuesto en los años noventa por el profesor Wolf Singer en Alemania, y que hoy se sigue aceptando y se conoce como teoría de «binding», unión, integración. La percepción se basa en la dicotomía segregación e integración. Hace unos años trabajé en el laboratorio de Neurociencia del Instituto Max Planck de Fráncfort, dirigido por Wolf Singer. De aquellos días recuerdo con especial admiración las reuniones de los lunes por la mañana, a las nueve en punto. El profesor Singer aparecía en la sala ante sus cincuenta trabajadores y preguntaba: «¿De qué queréis que hable hoy?». El profesor Singer, un hombre de unos 70 años, alto, siempre elegante, de espalda erguida y tono pausado, improvisaba una exquisita conferencia colmada de conocimientos. Años después me reencontré con él en la isla Frauen del lago Chimsee, al sur de Alemania. Ambos asistíamos, él como conferenciante y yo como alumna, a un congreso sobre Budismo y Ciencia. Fruto de esos diálogos, Wolf Singer escribió un libro con el monje tibetano Mathieu Ricard, llamado *Cerebro y meditación*. Cierto día, mi compañero Raúl, también español, y yo compartimos un viaje en el ascensor con él. Al salir, el profesor Singer sujetó la puerta para detener el tiempo, nos miró y en su excelente inglés nos dijo: «Whatever yo do, be happy». Hagas lo que hagas, sé feliz. Murmuramos un sentido «olé».

Estos circuitos básicos de descomposición envían su desglose a la corteza visual secundaria, algo más sofisticada. Cada grupo de trabajo de neuronas especializadas en el atributo comunica con discreción su sentencia. La información visual se bifurca desde aquí en dos vías, la ventral y la dorsal. La vía ventral, que va desde la corteza occipital hasta la temporal, desde la parte trasera de la cabeza hacia la cara, es una secuencia organizada de circuitos neuronales que procesan las características del objeto. Un circuito neuronal dictará que el abeto es verde, otro determinará que sus hojas tienen forma de aguja, otro observará que su copa es ancha en su base y afinada en su cima, otro circuito se percatará de su densidad y otro, de su altura. Todos estos circuitos compararán entre sí su procesamiento, para llegar a una fusión que les permita concluir que se trata de un abeto, según la teoría de «binding» o integración de la información segregada. Volviendo a la infancia, podríamos decir que el cerebro juega al «veo, veo» donde una tras otra se iban conociendo las característica de un objeto hasta «adivinarlo». En el cerebro, son las áreas de convergencia multimodal las encargadas de fusionar cada una de las características y «adivinar» el objeto imaginado. Estas áreas de integración son zonas de la región temporal y frontal. En esta vía se compara la información con la previamente almacenada. Si en un paseo por el bosque Hesse ve un árbol de color azul, los sistemas de alarma estallarían porque en su memoria no hay abetos de ese color. Para reconocer, el cerebro se apoya en la asociación, en las imágenes ya vistas, en los conocimientos acumulados, en las experiencias ya vividas, en la cultura heredada y, sobre todo, en las expectativas. Percibir es siempre un fugaz repaso a nuestra historia y un fugitivo viaje a nuestro porvenir.

La segunda vía por la que transita la información es la vía dorsal, que va desde la corteza occipital a la parietal, desde la parte trasera de la cabeza hasta la coronilla. Allí se procesa la información sobre el movimiento y la posición para dirigir el cuerpo hacia el lugar en el que está el objeto. Acercarse o alejarse en caso de peligro, o prediciendo su trayectoria si se moviese. La vía dorsal del cerebro de Hesse tiene en cuenta dónde están los abetos, el grosor de su cuerpo, las posibles caídas de ramas y la presencia de obstáculos para diseñar los pasos del escritor. La información de ambas vías, la ventral y la dorsal, da lugar a la experiencia en tiempo real y esculpe a su vez nuestra biografía. La vía ventral contribuye a la memoria de los objetos, llamada semántica, y la vía dorsal, a la de la experiencia, llamada episódica. Una vez percibido el abeto, le damos significado, *logos*. Las palabras solo sellan lo que el cuerpo ya sabe, dice d'Ors. La percepción siempre conlleva un acto de interpretación, donde las características del objeto visto se comparan con las que hemos ido adquiriendo a lo largo de nuestra vida. Un abeto no significa lo mismo para un habitante de la región de Stuttgart que para uno de Hawái. Por tanto, los sistemas de percepción, visual y de cualquier sentido, están siempre aliados con los sistemas de memorias y de expectativas; comparten circuitos neuronales, concretamente en las cortezas parietales.

La percepción es una trinidad del ayer, el mañana y el hoy. El recuerdo, la esperanza y el presente. Añadida a la memoria y las expectativas, la percepción se ayuda del contexto del momento actual para identificar el objeto percibido. Aunque parezca trivial, el cerebro suele encontrarse a menudo ante el dilema de no saber distinguir con certeza entre dos elementos, ya sean visuales, auditivos o de cualquier sentido. El discernimiento no es tarea fácil; para ello recurre al contexto. Situarnos en el contexto actual, el ahora, supone la intervención de la corteza prefrontal, la cual actúa como centro que ayuda a predecir la identidad de un objeto entre todas sus posibilidades. Una vez realizada la apuesta, la corteza prefrontal envía su veredicto a los sistemas

de memoria, que, obedientes a la jerarquía, sitúan esta información como privilegiada. Esto es lo que hace, por ejemplo, ante
palabras homónimas. «Buenos días, querría comprar un ratón,
por favor». Esta frase será interpretada por la corteza prefrontal de forma diferente si la escucha el dependiente de una tienda de informática o el de una tienda de animales. Este ejemplo
es sencillo, pero hay palabras que encierran una mayor subjetividad y, en esos casos, la corteza prefrontal debe elegir entre un abanico de posibilidades. Esto sucede cuando estamos
discutiendo: entonces, las palabras serán interpretadas según
nuestro grado de enfado, concretamente según la influencia que
tenga la amígdala sobre la corteza prefrontal, que le informa sobre el contexto emocional. Ante una acalorada disputa, percibi-
remos el lado menos amable de entre todos los que podríamos
haber escuchado, porque en ese momento la corteza prefrontal tiene presente que el contexto es desfavorable y que hay que
mantener el enfado pese a todo. El contexto nos sostiene, pero
si lo hace fuertemente podemos perder la libertad.

ANATOMÍA Y FUNCIÓN

En la neurociencia, cada vez hay más consenso acerca de que
el cerebro trabaja de forma integral, como una compleja red.
Funciones tan espinosas como la memoria, o la atención, o algunas aparentemente sencillas, como el tacto, siempre implican
la actividad de un equipo de áreas cerebrales, aunque también
se reconoce que en esas funciones destaca el trabajo de un
área cerebral frente a las demás. Por ello, situamos la memoria en el hipocampo, por ejemplo. Sabedores de que es la zona
más importante para esa función pero no la única. Cuando en

los laboratorios medimos la actividad del cerebro, usamos, por convenio, un mapa diseñado por la Universidad de Harvard, llamado AAL, Automated Anatomical Labeling, que nos permite localizar en el mapa cerebral las áreas que participan en la tarea que estén ejecutando los voluntarios del experimento.

Haremos un breve repaso por las estructuras más famosas, para la cognición y la emoción, y aquellas con las que vamos a familiarizarnos en este viaje a través de la influencia del organismo sobre el cerebro. Debemos destacar primero que, aunque la neurociencia hable en singular, tenemos duplicados los sistemas en ambos hemisferios. Como imágenes especulares. Cuando nos referimos al hipocampo, estamos hablando de ambos hipocampos, situados en posiciones homólogas a ambos lados del cerebro. Nuestro cerebro, al igual que el corazón, está divido. Los dos hemisferios cerebrales están separados, unidos únicamente a través de un haz de fibras situado en su centro y llamado cuerpo calloso, que comunica los hemisferios por medio de doscientos millones de fibras nerviosas. Además, en el cerebro tenemos cuatro cavidades huecas llamadas ventrículos, por los que circula el líquido cefalorraquídeo que ayuda a mantener el cerebro flotante y amortiguado.

De forma general, nos referimos al cerebro como el órgano que reside en la cabeza, aunque sería más riguroso llamarlo encéfalo. El encéfalo está formado por el tronco del encéfalo, el cerebro y el cerebelo.

Es importante tener presente que el cerebro es un sistema de sistemas. Desde que la información llega a nuestros sentidos, a través de los receptores, es procesada por diferentes estaciones. La información del mundo lleva a cabo un peregrinaje que va transformando al peregrino en cada parada hasta llegar a su meta, la consciencia. Como todo camino que se precie, no

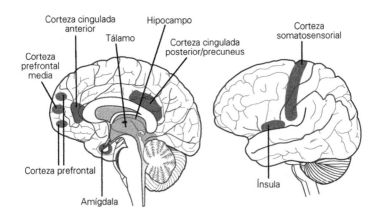

es fugaz, es lento. Desde que llega el mundo a nuestros ojos hasta que somos conscientes de ello, puede pasar hasta medio segundo. Nada es instantáneo. La percepción tarda su tiempo en llegar, pero también tarda un tiempo en irse. Hace unos años asistí a una conferencia en la Casa de América de Madrid, ofrecida por la científica Susana Martínez Conde. Esta gallega afincada en Estados Unidos es una de las mayores expertas en ilusiones ópticas, diestra conocedora de los secretos de los magos. En aquella conferencia magistral, Susana mostró durante un momento la fotografía del actor Brad Pitt. Cuando gran parte de la audiencia habíamos reconocido su atractivo, Susana hizo pasar una secuencia más o menos rápida de fotografías de actores y actrices igual de apuestos. ¡Ahora nos parecían todos deformes! Cuando vemos una imagen, el cerebro la procesa y permanece unos segundos anclado a esa percepción. Todo deja su estela, que con el tiempo se diluye. La siguiente imagen que llega será procesada por el cerebro que continúa gestionando la información anterior; por tanto, la nueva percepción será siempre una comparación con la anterior. Cuanto más rápidamente se sucedan los hechos, más evidente será la huella. George Clooney es muy seductor, pero si el cerebro compara su nariz con la de Brad Pitt... hasta Mr. Bean puede ser más guapo. En japonés hay un término, *maru*, que hace referencia a las perturbaciones que dejan los barcos a su paso. *Maru* significa literalmente «círculo», ya que la tradición consideraba a los barcos como castillos y el oleaje que levantan al navegar son círculos defensivos que protegen esas fortalezas. La percepción también tiene sus *marus*, perturbaciones en la actividad neuronal que permiten y protegen la expresión de la percepción. Al igual que en el mar, donde acercarse a una nave en movimiento perturba el navegar de quien se acerca, en el cerebro la percepción se abre paso entre un mar neuronal plagado de experiencias previas. A veces, la inercia o resistencia neuronal al estímulo previo produce lo que se conoce como ceguera neuronal, estado que imposibilita al cerebro para procesar un estímulo venidero por estar excesivamente involucrado en el procesamiento del anterior. Esto nos ocurre con más frecuencia de lo que pensamos. Por ejemplo, los estados de estrés aumentan la viscosidad y, por tanto, dificultan la flexibilidad con la que el cerebro debe responder a un mundo en constante cambio. La Universidad de Lyon midió la duración de la ceguera neuronal en los meditadores y observó que sus cerebros procesan la información que llega y al poco de desaparecer la ceguera se desvanece, lo que permite la percepción de nueva información. En los diálogos entre el monje budista Ricard y el profesor Singer, ambos reconocían que la meditación podría disminuir el apego neuronal. El contexto siempre influye; la percepción no es una secuencia de actos independientes unos de otros, depende de a dónde va y de dónde viene. La dinámica neuronal es un océano de *marus*.

Comencemos observando el cerebro desde abajo, al fin y al cabo está en la cima del cuerpo. Es el órgano más cercano al cielo y más lejano a la tierra. Siguiendo la médula espinal, por la espalda, hasta el final del cuello, nos encontramos como primera estación el tronco del encéfalo, puente entre la médula espinal y los nervios periféricos y el cerebro. También conocido como tallo cerebral tiene una forma cilíndrica y sobre él se apoyan las demás estructuras cerebrales. El tronco del encéfalo aloja las funciones más primitivas o antiguas, desde una perspectiva evolutiva, y por ello recibió también el nombre de «cerebro reptiliano» en la teoría de los tres cerebros de McLean. Una de sus funciones principales es el control visceral, la regulación automática de la actividad de los órganos sobre los que no podemos incidir de forma voluntaria. Los diferentes núcleos del tronco del encéfalo gestionan el mantenimiento de las constantes vitales, como el ritmo cardíaco o la frecuencia respiratoria, entre otros. De ahí las implicaciones del tiro en la nuca. El tronco del encéfalo también interviene en la alternancia de los estados de sueño y vigilia a través de la conocida formación reticular. Esta estructura interviene directamente en la conciencia, preparando la activación de los sistemas superiores para la percepción.

Una vez que la información del exterior llega a nuestro cuerpo, se incorpora: a través de los receptores es transmitida por los nervios correspondientes hasta el cerebro. Por ejemplo, un susurro activa los receptores del oído y, convertido ya en campo electromagnético, es trasladado por los nervios auditivos hasta llegar al cerebro. El área receptora de la información que percibimos por los sentidos es el tálamo, que significa «cámara interna». El tálamo es la fuente por la que emana el exterior dentro de nuestro cerebro, fuente que cesa su flujo durante el sueño. Hasta él llegan todos los sentidos, excepto el del olfato, que tiene sus propias vías, su propia fuente. El tálamo es una estructura ovalada, de unos tres centímetros en el cerebro humano adulto, localizada justo bajo la corteza cerebral, debajo de los ventrículos. Entre sus funciones está la de clasificar la información sensitiva. Si un impulso llega del nervio óptico, activa las vías de procesamiento de la señal visual. El tálamo, gracias a sus especializados núcleos, es el gran distribuidor de la información sensorial. Aunque también interviene en la memoria, las emociones y el movimiento. Ninguna región del cerebro es una mera estación de relevo: en cada paso la información es procesada. Cada componente realiza su cometido.

Una vez clasificada la información entre los sentidos, hay que reconocerla y juzgarla. Todavía estamos en la niebla, la información sigue siendo no consciente para el observador.

Hablar de la memoria, o más bien reconocer y recordar, supone hablar del hipocampo. Esta estructura, sospechosamente parecida a un caballito de mar, es la zona más involucrada en el aprendizaje, la inhibición y el recuerdo. Pertenece a los sistemas límbicos y a la arquicorteza, y está situado justo debajo del lóbulo temporal. En los años sesenta se popularizó la teoría de que las alteraciones del hipocampo, debidas por ejemplo a la ansiedad, estaban relacionadas con la hiperactividad. Esta conclusión se basaba en las investigaciones de Jeffrey Gray y su equipo, quienes observaron que el hipocampo interviene en la inhibición o frenado de respuestas recurrentes. Sin embargo, el papel más destacado del hipocampo es la memoria. Decía Shakespeare que la memoria es el centinela del cerebro. Idea que parecía consolidarse gracias al estudio del paciente HM, la persona con el hipocampo más famoso de la historia. En los años ochenta, el paciente HM fue intervenido para anularle quirúrgicamente el hipocampo. Desde entonces, no pudo formar recuerdos nuevos, todo esfuerzo por enseñarle era en vano, sufría amnesia anterógrada grave y una amnesia retrógrada. Sin embargo, recordaba su vida anterior a la cirugía. El cerebro de HM se ha convertido en un ejemplo estudiado en todas las universidades de psicología y medicina del mundo. Todos recordaremos su vida, menos él. Los experimentos hechos hasta la fecha sugieren que en el hipocampo se forman una serie de circuitos neuronales asociados a cada aprendizaje. De forma que estas líneas están organizando en el lector, en este momento, un equipo compuesto por millones de neuronas que, activadas por la plasticidad neuronal o potenciación a largo plazo, están guardando el conocimiento sobre cómo esas mismas neuronas guardan el conocimiento. Cada vez que el lector recuerde que el hipocampo orquesta circuitos neuronales que codifican o guardan información, se evocará en el hipocampo el circuito neuronal que codifica o guarda esa información. Se preguntaba Rimbaud si el trozo de madera sabe que es un violín.

Cabe volver a resaltar una vez más que la memoria no es aquel cajón u ordenador donde se almacenan los recuerdos, que quedan inalterados cuando vuelven a ser descubiertos. A la entrada de la Bienal de Venecia de arte contemporáneo pude leer una de las mejores definiciones de memoria, escrita por Umberto Eco: «Siempre estamos rehaciendo la historia. Nuestra memoria es siempre una reconstrucción interpretativa del pasado, también lo es la perspectiva». Brillante, Eco. La memoria se rehace al recordarla. Cuando recordamos un hecho o un dato evocamos el circuito neuronal que lo codifica. Cuando no lo recordamos, el circuito neuronal simplemente no existe. ¿Dónde se almacena aquello que no está siendo recordado?

Como dice Eco, recordar es un acto vivo. Y por tanto, depende de la persona que lo esté recordando, que no siempre coincide con la persona que lo vivió. Yo puedo recordar ahora mi viaje por China con mi tío, pero lo recordará la persona que soy hoy, fruto también de ese viaje, y de otros tantos. El físico Erwin Schrödinger en su ensayo *Mente y Materia* escribe: «Realmente no existe un antes y un después para la mente. Únicamente existe el ahora, que incluye nuestros recuerdos y expectativas». La experiencia vivida en este momento depende del estado actual del organismo, un estado que se teje con el hilo del pasado y la aguja del futuro. Veremos en este libro que la memoria no solo involucra al cerebro, veremos que depende de las vísceras. Nos recuerda Rainer María Rilke que «Los recuerdos en sí mismos no son importantes. Solo lo son cuando se han transformado en nuestra propia sangre, en mirada y gesto, y no tienen nombre, cuando ya no se pueden distinguir de nosotros». Precisamente, una de las propiedades de la memoria es la propensión, influida por el estado actual del cuerpo que la evoca. Un mismo hecho recordado en un momento de alegría poco se asemeja al memorado en un enfado. Cada estado seleccionará una cara del mismo prisma. Porque al recordar siempre seleccionamos qué recordar, siempre se elige o decide una interpretación frente a otra. Marco Aurelio nos aconsejaba «No dejar que la memoria se enajene de las cosas que tenemos, sino de las que nos hagan falta». Esta relación es especialmente vinculante en el trauma, donde la disociación entre el cuerpo y el estado mental es más evidente. El cuerpo recuerda episodios que no siempre son agradables de recordar, y a los que les damos la espalda. Pero curiosamente, los estudios muestran que la memoria privilegia los recuerdos agradables. Cuando vivimos situaciones impactantes o incómodas se libera la hormona de cortisol, vinculada al estrés. Esta hormona actúa en el hipocampo dificultando su labor de codificación de las memorias, por lo que esa situación vivida no está siendo registrada correctamente en el momento en que la vivimos. Estos resultados han sido especialmente reveladores para la psiquiatría, donde figuras como Elisabeth Loftus luchan por mantener la prudencia ante el testimonio de testigos de un accidente o un episodio de violencia hacia nuestra persona. El trauma, aun estando siempre presente, suele estar, paradójicamente, vinculado al olvido. Tendemos a olvidar, o no memorizar, las situaciones desagradables. En un nivel más moderado, una discusión o conflicto vivido con estrés es una película grabada con cámaras deterioradas. Olvidar este sesgo nos lleva a una ilusoria sensación de seguridad al afirmar que recordamos con certeza lo vivido. Prudencia. Sin embargo, aquellos recuerdos agradables, y especialmente aquellos en los que nuestra identidad ha sido aplaudida, son tatuados. Las proyecciones de la amígdala sobre el hipocampo reforzarán esos circuitos. Esta propensión a recordar más los acontecimientos positivos que los negativos se incrementa con la edad, siendo más evidente en la vejez. En este periodo se observa la intervención de la corteza frontal en los recuerdos, asociada en este caso a las confabulaciones. Decía el escritor José Saramago que: «La memoria es selectiva y tiende a borrar las partes duras, va armando un recuerdo basado solo en lo más dulce. Pero hay que tratar de ser honestos».

Si importante es recordar, más aún lo es olvidar. Plinio el Viejo, escritor romano del siglo I, escribió en su *Historia Natural*: «No hay en el hombre nada de más frágil naturaleza que la memoria, puesto que se ve afectada por la enfermedad, las heridas e incluso el miedo. A menudo los recuerdos parecen intentar escapar de nosotros, incluso cuando el cuerpo está tranquilo y completamente sano». Inspirado por los relatos de Plinio acerca de hombres de prodigiosas memorias, Jorge Luis Borges, en sus *Ficciones*, nos narra la historia de «Funes el memorioso», un joven uruguayo que tras sufrir un accidente es incapaz de olvidar nada. Recuerda absolutamente cada detalle, cada experiencia, cada palabra de todas las conversaciones que había tenido en su vida. Aprende idiomas con solo ojear un diccionario y describe cada una de las nubes que ha volado sobre su cabeza. Aquella insoportable memoria hace del pobre Funes un hombre incapaz de imaginar, incapaz de abstraerse, incapaz de generalizar. Borges sella su relato con una sentencia: «La verdad es que todos vivimos olvidando». Para generalizar, para aprender, hay que olvidar. «Una condición del recuerdo es que hemos de olvidar», apuntaba ya William James. Afortunadamente, el cerebro olvida y lo hace con un decrecimiento exponencial. A los quince minutos de haber aprendido algo, habremos olvidado un 40% de su contenido. Si además hemos vivido sin una plena atención, la guillotina del olvido será más rápida. El estrés es otro acelerador del olvido. Pero el principal propulsor del olvido es el paso del tiempo; como decía Calderón de la barca: «suele la memoria morir a manos del tiempo». Uno de los temas más fascinantes de la investigación reciente se centra en la pregunta de por qué sabemos aprender, pero no sabemos olvidar.

La memoria está siempre vinculada a la emoción. Aquello que nos resulta emocionalmente desagradable tiende a ser destruido, frente a una emoción dulce que tiende a ser resaltada. Aquello que conocemos con motivación se aprende antes, lo aburrido lleva al aprendizaje cuesta arriba. El hipocampo está anatómicamente muy relacionado con la amígala, la estructura más vinculante para la emoción. Esta pequeña región cerebral del tamaño de una almendra es una de las zonas más conectadas del cerebro. Recibe y manda información a una extensa red de áreas cerebrales entre las que se encuentran el tálamo, el hipocampo, los sistemas sensoriales y la corteza prefrontal. El científico Joseph Le Doux de la Universidad de Nueva York fue pionero en relacionar la actividad hemodinámica y eléctrica de la amígdala con la emoción. Veremos en este libro que la información de las vísceras impacta directamente con la amígdala. La iremos descubriendo poco a poco en este viaje, ya que no se puede hablar de emoción sin hablar de las sensaciones corporales, del organismo.

Justo debajo del tálamo, y como su nombre indica, se encuentra el hipotálamo. Esta estructura del tamaño de un guisante de cinco gramos tiene un fuerte protagonismo endocrino y de regulación de las funciones viscerales. Será uno de los centros más importantes de comunicación entre el cerebro y el cuerpo. Es uno de los componentes más importante de los sistemas límbicos o emocionales. En él se sintetiza la famosa hormona oxitocina, fuertemente implicada en el estado de bienestar, y produce los conocidos «factores hipotalámicos», hormonas que regulan el centro de control del sistema endocrino. Entre sus funciones corporales están la regulación de la temperatura del cuerpo, la frecuencia cardíaca, la presión arterial, el impulso sexual, la sed, el hambre y la contracción de la vejiga. Gracias a su influencia sobre el tronco del encéfalo, el hipotálamo es el mayor centro regulador de la expresión corporal de la percepción. Sin sensaciones, las emociones serían vanos conceptos abstractos. No hay emoción sin respuesta corporal, adelantaba William James en el siglo XIX. Aunque no seamos consciente de ello, cada percepción por neutra que parezca a nuestro juicio conlleva cambios en el funcionamiento del organismo. La Universidad de Tokio midió la dinámica cardiorrespiratoria de un grupo de voluntarios en diferentes escenarios. Algunos más estimulantes que otros, algunos más aburridos e insulsos que otros. Sus observaciones mostraron que todo escenario resonaba en la actividad orgánica y, por supuesto, en la hipotalámica. Obviamente, un susto produce un estruendo visceral más evidente que un pasivo saludo en la calle, pero nada pasa desapercibido. El cuerpo es un instrumento en constante melodía; si deja de sonar, se acaba el concierto.

Hemos hablado del tálamo, el hipocampo, la amígdala, y el hipotálamo. Todavía estamos caminando bajo la niebla de la percepción. Han pasado 170 milisegundos desde que el mundo impactó en los receptores de nuestro cuerpo y todavía no somos conscientes de ese mundo. Estábamos en el reino subcortical.

La región que une las estructuras cerebrales subcorticales con la superficie cerebral es la corteza cingulada. Una de las estructuras más antiguas con la neocorteza. Traslada lo inconsciente a lo consciente. Este giro, *cíngulo* significa cinturón en latín, rodea el cuerpo calloso, nexo entre ambos hemisferios. Dada su forma de paraguas sobre los sistemas límbicos, recoge las señales que le llegan desde estas estructuras para, una vez fusionadas, hacérselas llegar a la corteza. Sus fuertes conexiones con el hipocampo, hipotálamo y amígdala la vinculan a funciones como la memoria, aprendizaje o emociones, pero también interviene en la modulación de la voz, el movimiento de las manos y la sensación de bienestar; quizás porque todas estas funciones están relacionadas. Uno de sus cometidos, defendido por el profesor Posner, es el de seleccionar la información relevante entre todas las que registramos. Aunque no nos demos cuenta, la percepción es una elección. Este reconocimiento supuso la inclusión de esta área en la red atencional ejecutiva, lo que permite un control cognitivo y la planificación de nuestra conducta. Es decir, esta estructura media en el conflicto entre toda aquella información que quiere ser atendida y la que finalmente será atendida. Percibir es tomar una decisión. Cuando la corteza cingulada recibe demasiados estímulos, por ejemplo, cuando estamos haciendo varias tareas a la vez, pierde su efectividad porque se satura.

Dato interesante que hay que tener en cuenta en una sociedad donde la velocidad de la información es vertiginosa. Esta pérdida de recursos neuronales del giro se traduce en errores u olvidos. Pero paradójicamente es la misma zona la que responde a los errores cometidos para poder desviar el rumbo de la conducta. La parte más importante de la corteza cingulada es su región anterior, la que está más cerca de los ojos. Se ha observado que, a los cinco días de comenzar a practicar diariamente meditación, esta zona activa su crecimiento neuronal, a las dos semanas se ha producido un incremento anatómico y funcional significativo. Curiosamente, el crecimiento de la corteza cingulada anterior está correlacionado con la sensación de felicidad subjetiva, aquella que no depende de las condiciones. Según el profesor Tang de la Universidad de Texas, este es el mecanismo por el cual las personas que meditan regularmente reportan mayores niveles de bienestar. La corteza cingulada, sobre todo la parte anterior, es mi zona favorita del cerebro. En palabras del poeta murciano Omar Ben Yúsuf, es «la llave que nos abre el cofre en que la llave está escondida». Así como la corteza cingulada traslada la información no consciente a la corteza para hacerla consciente, también tercia en el recorrido inverso. Esta vía descendente se conoce como mecanismo «de abajo hacia arriba» y permite, entre otras bondades, que podamos regular la respuesta del cuerpo a través del pensamiento consciente. En un aplaudido estudio publicado por la Facultad de Psicología de la Universidad de Harvard, se mostraba cómo la respuesta biológica de las personas podría estar articulada por la reinterpretación de los hechos. Dicho anatómicamente, la corteza prefrontal también ejerce control sobre los sistemas de regulación visceral como el hipotálamo, y lo hace a través de la mediación de la corteza cingulada. Esta área es una de las más importantes para la observación de nuestra propia respuesta, es aquella zona que da lugar a ese mágico momento de darse cuenta de sí mismo, cuando se une con la ínsula. Ambas áreas cerebrales forman el espejo del cerebro.

Hasta ahora hemos hablado de un cerebro que percibe o interpreta el mundo, pero nosotros somos también parte de ese mundo. Nos adentramos en la rama de la neurociencia que estudia la noción de identidad, quien soy yo o cómo sé que la que está observando soy yo. La autoconciencia. Hasta ahora, la comunidad científica ha sostenido que el área más vinculada a tan resbaladiza abstracción es la ínsula. El lóbulo de la ínsula, situado en la parte lateral del cerebro, une los lóbulos temporal, parietal y frontal, quedando oculto tras ellos. La ínsula está implicada en funciones dispares pero relacionadas, entre ellas: la detección de errores, el reconocimiento de otras personas, la percepción del tiempo y el espacio, el sentido materno, el acto de sonreír, la sensación de sentirse libre, nuestra relación con el dinero, el conocimiento de la postura de nuestro cuerpo, y el sentido de uno mismo. Es uno de los mayores centros de fusión del cerebro. Según los investigadores Antonio Damasio y Bud Craig, la ínsula es la piedra angular de la conciencia, al ser la región cerebral que integra la información del organismo, las emociones subjetivas y el entorno, dando lugar a lo que se conoce científicamente como «momento emocional global». Al ser la zona más destacada en la influencia del organismo sobre el cerebro, iremos conociéndola en detalle más adelante.

Compitiendo en relevancia con la ínsula está la corteza frontal. Conocida como la cabina del piloto cerebral, se postula como el mayor centro de fusión del cerebro al ser una zona de superconvergencia por la que desembocan los ríos neuronales. Hasta ella llega información de centros unimodales, por ejemplo, la vista, y multimodales, combinación de varios sentidos, pero también puede enviar información a estos sistemas e ir a contracorriente. La corteza prefrontal es el principal centro regulador de la conducta. Dentro de la corteza prefrontal, como en cualquier parte del cerebro, hay particiones. En la corteza prefrontal existe un gradiente de procesamiento: en las zonas anteriores, más cercanas a la frente, el procesamiento de la información es menos sutil y específico pero más abstracto. Este gradiente se explica por las proyecciones que recibe. Las zonas más posteriores de la corteza prefrontal, más alejadas de la frente, reciben información sensorial y las zonas anteriores reciben información convergente multimodal, lo que permite al cerebro retener la información, planificar la conducta, elaborar un pensamiento y llevar a cabo una estrategia de acción. La corteza prefrontal está involucrada en la conducta, especialmente en adecuar nuestro comportamiento a las circunstancias, es decir, las funciones ejecutivas. Joaquín Fuster, un prestigioso profesor español afincado en la Universidad de Los Ángeles, lleva más de 40 años estudiando esta región cerebral para defender que el lóbulo frontal organiza las memorias que utilizamos con objeto de moldear nuestra conducta, para hablar o razonar. Una vez más se sostiene que percibir es seleccionar e interpretar.

MENTE Y CEREBRO

Conocer la anatomía y la función del cerebro es un escenario que nos permite reflexionar sobre el ser, pero no debemos quedarnos atrapados en su anatomía. En la década de los cincuenta surgió el campo de la neuropsicología, rama académica que estudiaba la relación entre las lesiones cerebrales y la psicología para localizar en el cerebro nuestras habilidades y probar, también hay que decirlo, que la consciencia reside o es creada por el cerebro. En el año 1960, el equipo del célebre profesor Michael Gazzaniga estudió la conciencia de pacientes «con cerebro partido», personas aquejadas de epilepsia grave a los que se les había inducido la separación de los dos hemisferios cerebrales para evitar la propagación de la crisis epiléptica. Estas personas no podían nombrar objetos que estuvieran a la izquierda de su nariz. La información que nos llega por un ojo la procesa el hemisferio contrario. Como el lenguaje está controlado principalmente por el hemisferio izquierdo, la información que llega al hemisferio derecho desde el ojo izquierdo no puede ser procesada y nombrada correctamente. Sin embargo, aquellos objetos que estaban a su derecha y eran procesados por el hemisferio izquierdo sí podían ser nombrados con certitud. De igual forma, podían nombrar los objetos que tocaban con la mano derecha, pero no podían hacerlo si lo palpaban con la izquierda. La conclusión de los investigadores fue que la experiencia consciente puede ser aislada en una parte en concreto del cerebro y es dependiente de los circuitos neuronales o el patrón anatómico. Con euforia, en la década de los setenta reinó un imperante sentimiento de gloria ante las pruebas que descartarían a Descartes y sus antecesores. La conciencia no estaría en un alma que no sea física o que esté separada del cuerpo. Recientemente se ha constatado que, pasados unos años de la cirugía, los pacientes «con cerebro partido» superaban o suavizaban sus déficits, como resultado de la plasticidad o resiliencia cerebral. Parece que la vida se abre paso entre la materia que dicen que la crea. El mismo grupo de Gazzaniga observó algo curioso. Se colocó una pantalla a la izquierda de una paciente con «cerebro dividido». En la pantalla aparecía escrito «levántate». Teóricamente, la paciente no podía ser consciente de esa palabra, sin embargo, se levantó. Cuando fue preguntada por el motivo de su movimiento respondió: «Necesitaba estirarme». No sabía interpretar los resultados, la consciencia no debía estar ahí.

En neurociencia conviven hoy diversas formas de pensamiento en torno a la relación entre el cerebro y la consciencia. Por un lado, los fisicalistas consideran la mente como parte del organismo y asumen que está gobernada por las leyes de la física. El cerebro sería el soporte físico de la mente. Sin embargo, otros, por ejemplo Giulio Tononi y su teoría de la información integrada, suponen que la consciencia está distribuida por todo el universo físico y penetra en la materia. Hay científicos que llegan incluso a negar la idea de consciencia. ¿Es la mente consciente una cortesía del cerebro?

En este texto eludo emplear el verbo crear. No es infrecuente leer que la corteza frontal crea la conducta, por ejemplo. Me parece más elegante y prudente utilizar la expresión de *dar lugar*. Nadie puede afirmar con certeza que el cerebro crea la consciencia, pero sí podemos reconocer qué alteraciones del cerebro deterioran la consciencia. La ciencia no puede demostrar, pero sí mostrar.

Capítulo 2
INCORPORAR
EL CUERPO

DURANTE UN AÑO, EN EL LABORATORIO de Neurociencia Cognitiva y Computacional de la Universidad Complutense de Madrid medimos la actividad magnética del cerebro en un grupo de participantes. Como en cada laboratorio de neuroimagen del mundo, lo primero que debe hacerse es medir la actividad basal del cerebro. ¿Qué hace el cerebro cuando no estamos desarrollando una actividad en concreto? Para ello, los voluntarios se introducen en la máquina y solo deben seguir una instrucción: no hagas nada. En cinco o diez minutos se mide la actividad espontánea del cerebro. Vertiginosa. La investigación ha desvelado que realizar una tarea, pensar en la lista de la compra, recordar un viaje, o pensar en mi hermana, solo supone un incremento del consumo energético del cerebro de menos del 5% respecto a cuando nuestro cerebro navega a la deriva. Una gran parte del consumo hemodinámico del cerebro, entre el 60 y el 80% de toda la energía que utiliza, se invierte en recursos neuronales sin relación a lo que acontece en el exterior. Su descubridor, Marcus Raichle, reconoció que «en concesión a nuestros colegas astrónomos, decidimos llamar a esta actividad intrínseca la energía oscura del cerebro, una expresión que remite a la energía invisible, que representa la masa de la mayor parte del universo». Así es, cada mañana en los experimentos medíamos la desenfrenada energía oscura del cerebro de nuestros participantes.

El asombro de la comunidad científica se debía a que su paradigma se basaba en una teoría concebida por Descartes: el cerebro es un sistema de respuestas al mundo. Si no tiene una función se apaga. Esa visión robótica del ser humano soslayaba el mundo interno, la naturaleza emergente e involuntaria de la mente y contrastaba con la visión budista que asemeja la mente, a una jaula de monos, o la teresiana que la definía como la loca de la casa. Años después, Raichel tuvo que reconocer que el cerebro posee su «vida privada», o que la mente tiene también un carácter involuntario que despliega ante nosotros estados que no han sido voluntariamente evocados. No se podría eludir el debate de la libertad, que algunos científicos tacharon de ilusión. Todos hemos tenido la experiencia de ser presos de un diálogo interior que no cesa, o un pensamiento recurrente del que es difícil escapar. Nuestra voluntad es cesarlo, pero no siempre la voluntad gana la batalla. Los intentos por catalogar esta frenética actividad llevaron al diseño de modelos matemáticos que, en vano, concluían que la actividad era azarosa. No se encontró ningún patrón que explicase cómo se regulaba dicha actividad. El error fue intentar entender el cerebro considerando solo el cerebro. Asumir que el organismo podría estar, en parte, orquestando aquella actividad intrínseca arrojó luz. Hoy en día, la energía oscura no es tan invisible, se manifiesta como intestino, estómago, pulmones y corazón. Poco a poco se irán incorporando más vísceras al mapa de la mente.

INTEROCEPCIÓN

En su último libro, Antonio Damasio, el investigador que determina con más firmeza el rumbo de la neurociencia, afirma que: «Cualquier teoría que deje de lado el sistema nervioso a la hora de explicar la existencia de la mente y la consciencia está destinada al fracaso. Pero cualquier teoría que se base exclusivamente en el sistema nervioso para explicar la mente y la consciencia también está destinada al fracaso. Lo que el cuerpo aporta al sistema nervioso es su inteligencia biológica primigenia, la capacidad implícita que gobierna la vida en función de las demandas homeostáticas y que, al final, acaba expresándose en forma de sentimiento».

Desde que en el año 1929 Walter Canon, profesor de Fisiología de la Facultad de Medicina de Harvard, publicase un célebre artículo donde resaltaba la capacidad de los seres vivos para mantener su equilibrio interno, la homeostasis ha sido central en el estudio de la biología. La homeostasis es un malabarismo del organismo para recuperar el equilibrio ante un mundo de extraordinaria incertidumbre. Lo que no podría imaginar Canon es que Damasio la endiosara hasta equipararla a la consciencia. Aunque ya en los años ochenta la psiquiatría biológica comenzó a reportar relaciones entre los trastornos mentales y la activación corporal, estas investigaciones se frenaron bruscamente dada la dificultad para caracterizar de manera científica las vías de comunicación entre las vísceras y el cerebro. Hoy, por suerte, se recobra el interés. En el año 2016, el Laureate Institute for Brain Research organizó el primer congreso que reunía a expertos de todo el mundo para acelerar la comprensión de la interocepción, la percepción del propio organismo.

Los niños de los últimos dos siglos hemos estudiado en la escuela que tenemos cinco sentidos. Los conocidos como exterocepción: la vista, el oído, el olfato, el gusto y el tacto. Las nuevas generaciones deberán incluir dos más. Tenemos siete sentidos: la interocepción, la propiocepción y los cinco sentidos exteroceptivos. La interocepción puede definirse como el proceso por el cual el sistema nervioso detecta, interpreta e integra las señales que se originan en el organismo con el fin de generar un mapa interno constante y dinámico, consciente e inconsciente, que no es exclusivo del ser humano. Los animales también lo tienen. La viscerocepción incluye la información que llega desde el corazón, los pulmones, el estómago, el intestino, la vejiga, la piel y el músculo esquelético. Para poder definir el mapa interno de la interocepción, el sistema nervioso debe sentir, interpretar e integrar la información que le llega del organismo, instante a instante. La interocepción sigue una meticulosa y entrelazada secuencia. Primero, el cerebro debe detectar la actividad del organismo, para lo que se vale principalmente de la información que le traslada el nervio vago. Una vez recibida, la información visceral es clasificada con fina precisión antes de ser procesada y finalmente distribuida por el cerebro. Una disfunción en la interocepción puede conllevar problemas de salud general y mental, como ansiedad, bajo estado de ánimo, trastornos adictivos y somáticos. Sin embargo, dada la complejidad en la secuencia de la interocepción es difícil identificar qué paso puede ser responsable de las alteraciones de la salud mental o física. Este mapa interno señaliza los reflejos, impulsos, sentimientos, respuestas adaptativas, experiencias cognitivas y emocionales, contribuye a la homeostasis, la regulación corporal y la supervivencia.

El organismo es una orquesta a diferentes tiempos. El corazón late aproximadamente setenta veces por minuto, la respiración unas quince, el estómago unas tres ocasiones al minuto y la vejiga una vez cada diez horas. A pesar de tan drástica diferencia, el cerebro integra toda esa información en un mismo circuito neuronal que incluye áreas como la ínsula, las cortezas somatosensoriales, el cíngulo, la amígdala, el tálamo y el tronco encefálico. Componen la red cerebral de la interocepción. Sarah Garfinkel de la Universidad de Sussex y una de las mayores exponentes del campo lo resume así: «La interocepción puede mejorar la profundidad de nuestras propias emociones, vincularnos emocionalmente con quienes nos rodean y guiar nuestros instintos intuitivos. Ahora estamos aprendiendo en qué medida la forma en que pensamos y sentimos está determinada por esta interacción dinámica entre el cuerpo y el cerebro».

PROPIOCEPCIÓN

«Sentí como el tacto de aquella mano se extendía por todo mi ser. Nadie en el mundo sabe lo que el simple contacto de una mano −una mano amada, naturalmente− puede proporcionar. El mundo entero puede estar en una mano: la historia, el universo, la locura, la razón». Pablo d'Ors, en su novela *Entusiasmo*, nos conduce hacia el misterio de las sensaciones corporales: el sistema somatosensorial. Este sistema se ocupa del tacto y de la posición del cuerpo, llamada propiocepción. Los receptores sensoriales están situados en la piel, el músculo esquelético, los huesos y las articulaciones para informar al cerebro de las sensaciones y la postura corporal. Los receptores cinestésicos informan del movimiento de las articulaciones. No nos hace falta mirar los brazos para saber si los tenemos extendidos o si están quietos. Movimiento, sensaciones y posición corporal están fuertemente relacionados. Al igual que la interocepción, no es una información que el cerebro conozca para estar al corriente del cuerpo. Ambos son sentidos, es decir, el cerebro requiere de ellos para poder coordinar su actividad. El organismo, las sensaciones que recibimos del cuerpo y nuestra postura influyen radicalmente en el cerebro.

«He llegado a la conclusión de que si las cicatrices enseñan, las caricias también», dice Mario Benedetti. A lo largo de la piel, el órgano más extenso del cuerpo, se distribuyen los receptores táctiles que codifican y trasladan lo que allí sucede hasta el cerebro. Durante el tiempo que tardo en agacharme para acariciar a mi hija, la sensibilidad de mi piel ha ido poco a poco incrementándose, para amplificar las sensaciones de la caricia cuando al final suceden. Pero las células de la epidermis mudan constantemente y se recambian una vez al mes, así que nunca acaricio a mi misma hija. Esa caricia será recibida por los corpúsculos de Pacini, para viajar por la médula espinal hasta el cerebro. Una caricia en la mano desembocará en su correspondiente lugar en el cerebro, en las áreas que gestionan la información que proviene de la mano. Cada parte del cuerpo tiene reservado su sitio en la corteza somatosensorial. Para hacernos una idea de su localización en el cerebro podemos imaginar una típica diadema en la cabeza, de las que se usan para retirar el cabello de la frente, ligeramente inclinada hacia atrás. Esta región cortical se sitúa en el lóbulo parietal y dibuja las regiones neuronales que se encargan de procesar la información de las sensaciones de cada parte del cuerpo. Cuando se analizó la corteza somatosensorial, por primera vez en 1952, se descubrió, para sorpresa de todos, que el cerebro privilegia unas zonas del cuerpo sobre otras. La espalda, pese a ocupar un tamaño considerable, recibe muchas menos neuronas que el dedo meñique, y no digamos el pulgar. Lo más importante para el cerebro, aquello a lo que dedica más recursos neuronales, es la cara y las manos. El resto es secundario. Dentro de la cara, lo más importante es la lengua y la musculatura que rodea la boca. De ahí la importancia de sonreír. En el año 1988, los investigadores Strack, Martin y Stepper realizaron un curioso experimento cuyos resultados han dado la vuelta al mundo varias veces. Un grupo de estudiantes acudió a sus laboratorios con el objetivo de leer unas viñetas jocosas. Se les pidió que puntuaran del uno al diez cómo de graciosas les habían resultado. Los investigadores, interesados en estudiar la influencia de la sonrisa en la percepción, pidieron a los voluntarios que leyesen las viñetas con un bolígrafo en la boca. Primero, sujetando el bolígrafo con los dientes. No les quedaba otra que sonreír sin que se diesen cuenta. Y segundo, sujetando el bolígrafo con los labios. Era inevitable la cara de enfado. No se les pidió que sonriesen o fingieran estar irritados, los voluntarios no se daban cuenta de su propia cara. Pero sus cerebros, sí. Cuando los jóvenes leyeron las viñetas de humor con el bolígrafo entre los dientes, sonriendo, lo valoraron como más gracioso que cuando lo sujetaban entre los labios, enfadados. La hipótesis de retroalimentación facial, que así se llama técnicamente, sostiene que la expresión de la cara, especialmente la bucal, es interpretada para decidir la percepción.

Pero no solo se interpretan las sensaciones o postura facial, el cuerpo entero es una fuente de información porque el cuerpo entero es el campo donde de juegan las emociones, los pensamientos, la vida. Los vistosos experimentos del grupo liderado por la profesora Riita Hari de Helsinki permitieron diseñar los mapas corporales de las emociones. Toda emoción, por suave o fuerte que sea, conlleva sensaciones corporales. El enfado suele activar con más potencia las sensaciones de las manos, el pecho y la mandíbula; el miedo se recoge más en el pecho; la sorpresa serpentea por los ojos. La tristeza y depresión diseñan un gélido mapa avisando de la ausencia de sensaciones. Al contrario, el amor produce un destello sensitivo en la cara, el pecho y los genitales; la felicidad inunda la cara, las manos y anida en las sensaciones del pecho alrededor del corazón. Lo mismo sucede cuando percibimos en otra persona una emoción, resuena en nuestro cuerpo, la hacemos nuestra. La propiocepción también influye en la percepción del entorno, ya que nos permite poder comprender la actitud de los demás cuando observamos su cuerpo y su movimiento. Decía el filósofo Nietzsche que «viendo cómo camina alguien, podemos saber si ha encontrado su camino». Las sensaciones corporales son recogidas por el cerebro, dando lugar a la experiencia emocional. Esta es la base de la teoría del marcador somático de Antonio Damasio. Sin las sensaciones del cuerpo, como adelantaba William James, la emoción sería una abstracción desprovista de su calidez. Nos podríamos aventurar a asimilar la emoción con la consciencia de los campos corporales. Quizás no haya palabras o conceptos para definir las emociones, y necesitamos sentirlas. «No lloro porque esté triste, estoy triste porque lloro», recitaba incansable James.

Curiosamente, el complejo y rico mapa de sensaciones corporales que acompaña a la emoción suele pasar desapercibido para la mente consciente. Es habitual encontrarnos ante la incertidumbre de no saber describir las sensaciones que se derivan de una emoción. Desconocemos cómo hacerlo porque no cultivamos la consciencia corporal, la atención sobre las sensaciones del cuerpo. El estallido de pensamientos que desplegamos ante una emoción eclipsa el silente o discreto susurro del cuerpo. Estamos más habituados a dar protagonismo al intelecto que a la sensación del cuerpo. Quizás herencia de haber separado, siglos atrás, a estos dos hermanos siameses. Pero, paradójicamente, son esas sensaciones corporales las que nos pueden guiar en el laberinto de las emociones. Cualquier situación conlleva una infinidad de decisiones, principalmente inconscientes. Decisiones que tardan un

tiempo, segundos, en ser elaboradas y tomadas. Son los mecanismos de preparación neuronal. Aquella palabra agresiva, el gesto
despreciativo o el acercamiento conciliador no han surgido en un
instante. En el cerebro todo tarda un tiempo en procesarse. La decisión se ha ido fraguando en las estructuras subcorticales, sobre
todo límbicas, durante segundos antes de coronar la cima de la
corteza y ser expresadas en el comportamiento. Durante ese ascenso, la información es no consciente. Por ello decía Paul Ekman
que experimentamos las emociones como suceden y no como las
hemos elegido. En parte tenía razón. Esa perspectiva nos situaba
en una posición que fácilmente podría interpretarse desde la pasividad, no hay nada que hacer, eludiendo cualquier responsabilidad. Pero la anatomía nos devolvió algo de libertad. Cuando las
emociones, en efecto, se están fraguando en las estructuras límbicas no tenemos acceso consciente a ellas. Pero contamos con
un aliado, un espía que nos chiva sigiloso lo que allí se está per-
petrando: el hipotálamo. Como parte de los sistemas límbicos o
emocionales, el hipotálamo es partícipe de la información que
entre todos están elaborando antes de transferirla a la corteza.
Su labor, como vimos, es traducir el lenguaje neuronal al organismo. Y lo hace a través de la dinámica cardíaca, la respiración,
las contracciones de la musculatura o la postura corporal. Antes
de hacer consciente la emoción se manifiestan las sensaciones
corporales. Recuerde, el cuerpo sabe aquello de lo que la mente no se ha dado cuenta. Las sensaciones del cuerpo anteceden
a la expresión de la emoción en segundos. Desarrollar una consciencia corporal que nos permita conectarnos a las sensaciones
de nuestro cuerpo es un acto de espionaje que nos concede el libre albedrío de adelantarnos a la propia emoción y, como mostró
la Universidad de Berlín, poder abortarla antes de ser expresada.
Varios estudios han reportado estadísticas que muestran que las

personas con mayor consciencia corporal toman decisiones más acertadas. Yo creo que el cuerpo no nos dice a dónde ir, nos dice donde estamos, que es más importante.

TENER EL CUERPO EN MENTE

Los peripatéticos eran una escuela fundada por los seguidores de Aristóteles. Su nombre deriva del verbo *peripatein*, caminar, aunque hay quienes afirman que se debe a los peripatos, patios cubiertos del Liceo de Aristóteles por los que caminaban mientras escuchaban las lecturas del maestro. El caso es que estos filósofos no podían separar el pensamiento del movimiento. «Cuando aprendes a caminar, dejas de correr», decía Nietzsche, gran conocedor de la escuela peripatética.

«Lo que se recibe, se recibe a modo del recipiente», apuntaba acertadamente Tomás de Aquino. El recipiente corporal de nuestra experiencia configura esa experiencia. Como el agua que toma la forma de la jarra que la contiene. La postura mental y la postura corporal se fusionan en el cerebro, concretamente en la ínsula. Al igual que las sensaciones del cuerpo son interpretadas por el cerebro como un sentido, la postura del cuerpo y su movimiento representan otra referencia que el cerebro emplea para dar lugar a la conducta. La actividad motora somática regula la postura y el movimiento, e inversamente informan al cerebro. Todo movimiento debe ser planeado antes de su ejecución. La planificación surge de la cooperación entre la corteza, los ganglios basales y el cerebelo, mientras que la ejecución, de origen cortical, es transmitida por las vías corticoespinales, la médula espinal, hacia las motoneuronas. El cerebelo, como maestro de ceremonias, ajusta el movimiento y lo suaviza. Estos sistemas están en constante comunicación para coordinar las innumerables posturas y movimientos que realizamos cada día.

Hemos visto que la postura bucal, la sonrisa, podía influir en la percepción de una misma escena. Lo mismo sucede con la indomable espalda, especialmente con las sufridas abdominales. En el año 2014, dos universidades alemanas estudiaron el impacto del encorvamiento sobre la memoria y los sesgos de la percepción. Siguiendo un diseño similar al experimento del bolígrafo en la boca, en este caso los voluntarios debían leer una secuencia de palabras proyectadas en la pantalla de un ordenador. Para valorar la influencia de la rectitud de la espalda, los investigadores situaron el ordenador en dos posiciones. En una estaba colocado en una mesa a la altura de los ojos de los participantes, de forma que los voluntarios estaba en una posición recta. En la segunda opción, el ordenador estaba en el suelo, de forma que para poder leer las palabras que se iban sucediendo no quedaba más remedio que inclinarse, bajar la cabeza, encorvarse. Pasado un tiempo se les pidió a los participantes que recordasen las palabras que habían leído. Aquellos que encorvaron la espalda recordaron menos palabras, y retuvieron en mayor cantidad las que tenían un tono negativo. Este artículo es especialmente relevante dada nuestra inclinación a encorvarnos. El cuerpo es una bisagra que nos permite migrar de un estado a otro. Así como el cerebro interpreta la postura para inferir sobre nuestro estado, un cambio de postura puede contribuir a volcar una situación. Esto es lo que relataba un estudio donde se midió el impacto de la corrección de la postura durante las intervenciones psicológicas. Para ello se dotó a las pacientes de un gabinete psicológico de unos sensores que informaban al terapeuta de su postura. Durante la intervención, las mujeres tendían a encorvar o perder la firmeza de su postura, que era corregida sutilmente por los profesionales. Sus resultados mostraron que vigilar y ayudar a rectificar la postura durante las sesiones psicológicas produjo un aumento significativo de las emociones positivas, la autoestima y el nivel subjetivo de felicidad. Más ejemplos. El año 2003, la Universidad Estatal de Ohio mostró que, cuando nos abrazamos a nosotros mismos, se experimenta una reducción del dolor. Darse cuenta de la propia postura a lo largo del día podría convertirse en un aliado de la salud mental, otra herramienta que la mayoría desconoce y que quienes la conocemos no siempre incorporamos.

En la última década, la investigación científica ha volcado una amplia gama de resultados que resumían en números lo que la experiencia de millones de personas ya había constatado: técnicas como el yoga, pilates, taichi y QiGong, entre otras, suponen beneficios para la salud física y mental. En todas estas disciplinas se trabaja la consciencia sobre la propia postura produciendo una educación postural que, más allá de lo estético, favorece la plasticidad neuronal. La práctica regular de yoga o QiGong supone la activación de la parte anterior de la ínsula cerebral, uno de los centros de mayor fusión del cerebro, como hemos visto. La ínsula es el área neuronal más involucrada en la idea de identidad, de cómo nos percibimos a nosotros mismos. Allí se entrelazan, desde el punto de vista neuronal, la postura corporal y la mental. Una sola sesión de yoga o QiGong incrementa la presencia de ondas alfa en la ínsula, beneficio que se mantiene durante más de una hora después de haber finalizado la clase, según constató la Universidad de San Diego en California. A nivel psicológico se han reportado beneficios cognitivos y emocionales en poblaciones de rangos de edad muy diversos. La investigación científica cuenta ya con una sólida base para concluir que la práctica regular de yoga, pilates, taichi y QiGong mejora la calidad de vida. La clínica se ha hecho eco de ello, siendo cada vez más frecuente que en los centros de salud se aconseje su práctica como parte de la medicina preventiva. Por suerte, los llamados programas de combinación mente-cuerpo se van entretejiendo en la clínica estándar, y no extrañará en un futuro próximo ver trabajar conjuntamente a sanitarios con profesionales del yoga, pilates o qigong. Y así lo constató un estudio publicado en el año 2016 que mostraba que, si se combinaba la terapia estándar con la práctica de yoga, se aceleraban y potenciaban los beneficios para tratar la depresión, ansiedad y favorecer el bienestar en la población clínica.

La neurociencia interoceptiva y propioceptiva es un soporte más para la implementación de programas de rectificación de la postura y el ejercicio físico como prevención y tratamiento de las alteraciones de la salud mental. Dentro de los hábitos de estilo de vida destaca por sus bondades e impacto el ejercicio físico. En el año 2018, una revisión de la literatura científica concluyó que las personas sedentarias tienen un riesgo significativamente mayor de padecer depresión. La práctica regular de ejercicio físico suponía, según este estudio, hasta un 25 % de disminución del riesgo, con independencia de la edad o el país. Lo mismo se observa con la ansiedad, cuya incidencia se reduce entre un 15 % y 25 %. Estos resultados, entre otros muchos, sitúan el ejercicio físico como candidato para tratar alteraciones mentales graves, combinado con los protocolos médicos. A nivel neuronal, se ha observado que el ejercicio físico favorece los recursos cerebrales de la cognición, potenciando la plasticidad, la función vascular cerebral y disminuyendo la inflamación. Dicho técnicamente: hacer ejercicio es un acto de neurogénesis. Tras una sola sesión, se incrementan los factores de crecimiento neuronal, BNDF, aquellos que necesitamos para la formación de nuevas sinapsis; aunque, por supuesto, una sola sesión no es suficiente para mantener los beneficios. Según los estudios, la práctica necesaria conllevaría

entre 150 y 300 minutos a la semana de ejercicio moderado y entre 75 y 150 minutos a la semana de ejercicio intenso, repartidos
en dos o tres sesiones a la semana. Y si se alternan disciplinas,
mejor. Los estudios también recomiendan encarecidamente que
sea un buen profesional el que guíe nuestra práctica.

Tal es el peso de las evidencias que los servicios de salud
mental han comenzado a incluir este hábito entre sus tratamientos estándar. Sabiendo que las alteraciones mentales dificultan
la toma de iniciativas saludables, es gratificante que haya un soporte social que anime a esas personas a incluir el cuerpo como
herramienta para acomodar la mente. Veamos dos ejemplos de
centros vanguardistas que pueden inspirar. En Australia se fundó hace pocos años un programa llamado «Tener el cuerpo en
mente» (*Keeping the body in mind*, programa *KBIM*). El servicio
de salud que trataba hasta ese momento a jóvenes con brotes
psicóticos y esquizofrenia transformó su consulta en un gimna-
sio. Psiquiatras, nutricionistas y profesionales del ejercicio físico
trabajan codo a codo. Sus resultados fueron sorprendentes: re-
ducciones significativas de la sintomatología psiquiátrica. Al otro
lado del mundo, en el hospital St. Charles de Londres replicaron
el escenario. Esta vez, los pacientes manifestaban un amplio es-
pectro de alteraciones mentales graves. Los investigadores destacaron el papel del entusiasmo creado por el nuevo paradigma
entre los pacientes y sanitarios, siendo un ingrediente fundamental del éxito observado. Entre otras sorpresas, se notificó una reducción del 45 % en los episodios de violencia dentro del servicio.
Actualmente existe una guía, publicada en la revista *Lancet psychiatry comission* en el año 2019, para llevar a cabo la conversión
de los servicios de salud mental en centros integrales. Cuidar el
cuerpo para cuidar la mente. Cuerpo y mente pueden ser distinguibles, pero dudo que sean separables.

RECUPERAR LA BIOLOGÍA HUMANISTA

A partir de ahora iniciaremos un viaje por el cuerpo humano para descubrir nuevas tierras. Hasta hace pocos años, los exploradores neurocientíficos no se habían adentrado en las junglas del organismo. Nunca o casi nunca habían abandonado el reino de la cabeza, y aquellos pocos que lo intentaron sucumbieron ante un paisaje inabarcable para la tecnología de aquel momento. Aunque el principal enemigo de esta conquista no eran las herramientas de combate, sino la mirada de quienes las manejaban. Como en el cuento del traje del emperador, aquellos que trabajamos en neurociencia asegurábamos ver que el cerebro era el único órgano implicado en el comportamiento humano. No se cuestionaba, y cualquier insinuación se desvanecía ante la fuerte solidez de la neurociencia. Conceder parte del protagonismo a otras vísceras era, más o menos, una cómica excentricidad. No son pocos los que hoy relatan, con sonrisa victoriosa, las dificultades que debieron esquivar para poder desarrollar estudios acerca de la influencia del organismo sobre el cerebro en la cognición. Las primeras evidencias científicas, allá por el año 2010, fueron recibidas con un sospechoso silencio. Un artículo publicado en la revista *Nature Neuroscience* mostraba que el cerebro y el corazón están condenados a comunicarse para dar lugar a la percepción. Fueron pocos los que se posicionaron a favor o en contra, quizás intimidados por lo que aquello suponía. Poco a poco, la masa crítica de artículos en esta línea fue creciendo. Ya no había dónde esconderse, y sentirse huérfano de paradigma era tan molesto que había que decidir entre lo caduco y el cambio. Aunque como observó Kuhn, las revoluciones científicas no se alimentan de la acumulación de evidencias, sino de las circunstancias que favorecen el cambio. La neurociencia que hemos conocido hasta ahora se ha desarrollado principalmente en Europa y Estados Unidos en los últimos dos siglos y ha seguido la ruta de un cerebrocentrismo que marcaba el diseño experimental. El componente biológico de la conducta humana se centraba en el estudio del cerebro. Sin embargo, en las últimas décadas la incorporación de laboratorios asiáticos al panorama científico ha traído no solo competencia, también aires frescos. Las medicinas tradicionales china, japonesa o india distribuyen la mente por el cuerpo en un sutil mapa hasta ahora considerado metafórico por la visión científica. Por otra parte, la formación de laboratorios cada vez más multidisciplinarios ha normalizado los debates entre profesionales de áreas hasta hoy consideradas como independientes. Al final, siempre es un misterio conocer el nacimiento de una revolución, son solo conjeturas a posteriori.

El caso es que hoy, en el año 2022, está sólidamente reconocida y aceptada la influencia del organismo sobre el cerebro. Vivo con un profundo respeto y admiración las investigaciones que hoy se están realizando. Yo misma lidero una investigación que, hasta el momento, ha sido pionera: la medición simultánea de la actividad cerebral, cardíaca, estomacal, intestinal, ocular y respiratoria. Abrirse paso en la muralla del paradigma cerebrocentrista no ha sido fácil. Aquella neurociencia que publicaba artículos científicos con títulos cada vez más largos, fruto de un afinar sobre lo ya conocido, proclama hoy con júbilo grandes titulares: el intestino regula el estado de ánimo, respirar por la nariz mejora la memoria, el corazón alberga nuestra identidad. La euforia, y también la ignorancia sobre la historia de las medicinas, han engendrado un curioso sentido de victoria. En este libro, además de exponer el nuevo rumbo de la neurociencia, he querido rendir tributo, tangencialmente, a otras medicinas que ya acogían la idea de una mente distribuida en el cuerpo. Siempre he considerado que las carreras universitarias de Medicina deberían incluir al menos una asignatura sobre otras medicinas. No es simple conocimiento histórico, es respeto, y también reconocer las limitaciones de cada visión. El cuerpo es el mismo, cambia la mirada. Conocer otras culturas supone una fuente de inspiración. Si los médicos que estudiaron hace 50 años hubieran sabido de los textos indios sobre la modulación de la atención a partir de la respiración, por ejemplo, alguien hubiera podido dejarse llevar por su curiosidad y esta revolución podría haber sucedido antes. Si los médicos de antaño hubieran estudiado que en China el caldero del intestino era el fuego sobre el que se cocina el temperamento, algún laboratorio habría dedicado sus esfuerzos a traducir dicho romanticismo en términos de microbiología para diseñar los tratamientos que hoy están agitando favorablemente la psiquiatría. Cada uno percibe lo que el otro no puede ver, por eso no estaría de más dialogar. Es cierto, y esto lo he vivido yo en primera persona, que trasladar el lenguaje simbólico de las tradiciones a la tecnología es muchas veces espinoso y otras tantas, imposible. Y cuando se salva el obstáculo experimental, hay que sobrevivir al cuchillo de la estadística. Créanme que no es tarea fácil. En lo académico, todo lo que se afirme debe apoyarse en un número, no en una palabra.

Pero no solo en Oriente se ha mantenido la visión distribuida de la mente sobre el cuerpo. La medicina que hoy globaliza el mundo, la medicina científica, lo mantuvo hasta hace tres siglos. He considerado oportuno adentrarme, brevemente, en su historia para dar a conocer nuestros orígenes y resaltar que la humanidad siempre ha considerado el cuerpo entero como sede de la mente. Lo excéntrico ha sido lo que hemos vivido en los últimos siglos. La excentricidad de la fragmentación nos ha permitido crecer a ritmos nunca imaginados, diseñar remedios soñados durante siglos y escribir el mayor diccionario sobre el cuerpo humano. Ahora se trata de recuperar el equilibrio entre los órganos. Con todo ello bajo el brazo, comenzamos a dibujar un nuevo ser humano.

Sin memoria no hay identidad. Resumamos la historia de la medicina científica. No querría empezar sin aclarar que me he centrado en la historia de la medicina occidental, ya que los resultados científicos que se expondrán en este libro parten de ella. He querido volver a las raíces del sistema médico más aplicado hoy en el mundo. Desafortunadamente, son pocos los textos que han estudiado la influencia de la práctica chamánica y las medicinas orientales en la cultura occidental, por lo que desconozco su impronta en la medicina científica. Y no querría empezar a hablar de su historia sin mencionar mi tributo a toda forma de conocimiento humano. Medicinas como la tradicional china, la ayurvédica, la azteca o maya, entre otras, han evidenciado sus bondades y eficacia durante siglos, y cada vez se observa una mayor convergencia entre ellas. Ahora sí, resumamos la historia de la medicina científica.

Sus orígenes nos llevan hasta el exótico y fascinante Antiguo Egipto, cultura que surgió en el valle del río Nilo hace más de 4.000 años. Hasta nosotros ha llegado la elegancia y el misterio que encierran sus pirámides, arte o su mitología. Pero poco se conoce de su medicina, una de las más ricas que ha existido en la Antigüedad, a pesar de que las *Historias* de Heródoto y *La Odisea* de Homero están cargadas de referencias a la medicina egipcia. Gracias a su tradición de momificar sus muertos, o al menos a algunos de ellos, hoy conocemos la relevancia que otorgaban al cuerpo como vehículo del alma. Pero gran parte del conocimiento que tenemos de su medicina ha llegado a través de los papiros médicos que han sobrevivido a saqueos o incendios, incluso a la erosión del tiempo. Según el filósofo griego Clemente de Alejandría, del siglo III después de Cristo, existió una enciclopedia egipcia de cuarenta y dos volúmenes de los que seis de ellos trataban de asuntos médicos. Los papiros son largas tiras enrolladas escritas de derecha a izquierda con textos de tinta negra y títulos en rojo. La vasta literatura médica del Antiguo Egipto estaba inspirada en Thot, dios sanador del panteón egipcio, y su autoría se atribuye a Hermes, un filósofo que vivió unos 2.000 años antes de Cristo. Por ello a los textos de la medicina egipcia se les llama Libros Herméticos. Sin embargo, la medicina egipcia nos llega hoy a través de los papiros nombrados según el arqueólogo que los descubrió. El papiro de Smith, datado en el 1550 aC, se atribuye a Imhotep, e incluye un extenso tratado sobre el corazón y los vasos, eje sobre el que gira la medicina egipcia que fue principalmente cardiocentrista. Texto que se complementa con el papiro de Berlín, dedicado al corazón. El papiro de Ebers, del año 1536 aC, es considerado el compendio de la medicina interna, con remedios y recetas para una amplia variedad de enfermedades oftalmológicas, de la piel, sistema digestivo, respiración, ginecología, o infecciones producidas por insectos. Sus líneas muestran el gran conocimiento que tenían de anatomía y funcionamiento del organismo, llegando a detalles como las dolencias del ano y recto recogidas en el papiro Chester Beatty, considerado el primer tratado proctológico de la historia. Dichos textos se acompañaban de otros de carácter mágico-religioso, como el papiro de Leiden, o el de Londres. Las nociones de anatomía y fisiología se emparejaban con conceptos religiosos y mágicos en un tripartito donde el médico que intervenía directamente el cuerpo, *swnw*, se acompañaba de los sacerdotes de la medicina, *wabw*, y los hechiceros, *saw*. En la escritura jeroglífica, los médicos se representaban con un símbolo en forma de flecha que recordaba al bisturí quirúrgico que se empleaba en las trepanaciones y demás intervenciones, en las que los egipcios fueron pioneros. Todos ellos recibían formación médica y espiritual, en las llamadas Casas de la vida, *Per Ankh*. Bonito nombre para lo que hoy serían las Facultades de Medicina. Cuando un enfermo era curado tenía la obligación de acudir a las Casas de la Vida para que los escribas tomaran nota del tratamiento exitoso. Para ellos, como en otras medicinas arcaicas, la enfermedad tenía un origen sobrehumano y asociaban la salud a una buena circulación en la que no hubiera retenciones en los canales humanos por los que circulaba la energía del universo. Este concepto recordaría a la medicina tradicional china. La medicina del Antiguo Egipto está ligada a su principal figura, Imhotep, el tres veces grande, que sentó las bases no solo de la ingeniería para construir las pirámides, sino también de la medicina. Imhotep fue un médico, astrónomo y arquitecto que vivió 2.700 años antes de Cristo. Su nombre en egipcio significa «el que viene en paz». Imhotep dotó a la enfermedad de una concepción mítico-religiosa. La práctica médica del Antiguo Egipto consistía en una combinación de rituales mágicos, intervenciones quirúrgicas si era necesario y la aplicación de ungüentos, medicinas o masajes. Los fisioterapeutas acompañaban a los médicos. Para los egipcios, el cuerpo humano se dividía en treinta y seis partes, protegida cada una por una divinidad. Según la localización de la enfermedad, los médicos invocaban a la divinidad correspondiente, de forma que la mayoría de los médicos especialistas en determinadas regiones del cuerpo pertenecían a la secta del dios protector de dicha parte. Así, por ejemplo, Duau era el dios sanador de las enfermedades oculares; Bes, Tauret y Hathor protegían a la mujer en el embarazo y parto; Isis era la diosa del hígado; Neftys de los pulmones; Neit de los riñones, y Selket del intestino. Por otra parte, había dioses que se enfrentaban a los sanadores creando enfermedades en la población, como el malvado Seth. Imhotep no solo ha pasado a la historia por su labor clínica, también se le ha nombrado primer científico conocido y padre de la arquitectura. Fue el ingeniero del complejo funerario de la pirámide escalonada de Saqqara, del faraón Zoser. Para ello ideó un sistema de bloques de piedra formados por barro, sal y cal, más fáciles de transportar y moldear. Los llamó «piedras hechas por el hombre». Fue enterrado con honores en el panteón nilótico y considerado como un dios sanador por los grecorromanos. Para mayor deleite, se cree que fue un apuesto hombre de bellos ojos verdes y escultural tórax. Imhotep, el tres veces grande, es considerado por los historiadores de la medicina como el primer médico conocido y, por tanto, padre de la actual medicina científica. Dato clave es que se sabe que Hipócrates se basó en sus enseñanzas. La cuna de la clínica estaría en el Antiguo Egipto.

El siguiente lugar al que nos lleva la historia de la medicina científica es a Grecia. Han pasado unos 2.000 años desde el esplendor de la medicina del Antiguo Egipto y sus textos siguen siendo referencia en la Grecia clásica. Estamos en el siglo v antes de Cristo, su época dorada. Sócrates curando mediante el diálogo e Hipócrates haciéndolo con sus manos. ¡Menuda época, filósofos de la mente y el cuerpo recorriendo las mismas calles! La medicina clásica griega nace de la unión de los pensadores presocráticos y la herencia de la escuela médica egipcia, principalmente. El primer libro médico encontrado pertenece a Alcmeón, del siglo v antes de Cristo. En él se habla por primera vez de la importancia del cerebro y se define la salud como el equilibrio de las cualidades y la enfermedad como su desequilibrio. Poco después y no muy lejos de Alcmeón, destaca Empédocles de Agrigento. Este filósofo natural presocrático marcó el curso de la historia con una doctrina según la cual todos los seres naturales estamos compuestos por la combinación de cuatro elementos: agua, aire, tierra y fuego. El equilibrio, la mesura en las relaciones, es la base de la salud. Quizás el personaje que más ha marcado la historia de la medicina científica sea Hipócrates de Cos, nacido en el año 460 antes de Cristo. Es, por muchos, considerado el padre de la medicina. La descripción que hace Platón del cuerpo humano en su obra *Timeo* es de influencia hipocrática. Hijo y nieto de médicos estudió anatomía en el Asclepeion de la isla de Cos, formación que combinaba en igual intensidad con filosofía. Como veremos, la separación entre la filosofía y la medicina es un reciente error. En su escuela destaca la objetividad y minuciosidad con la que se estudiaba la enfermedad, a la vez que se recomienda observar al paciente «con la vista, el tacto, el oído, la nariz, la lengua, con el entendimiento, con lo que puede conocer todo aquello con que conocemos». Destacaba también la observación del gesto de la cara del paciente. Forma de diagnóstico conocida como *facies hippocratica*. No seré la única que ha vivido hoy la experiencia de asistir a una consulta donde el médico no ha separado prácticamente su mirada del ordenador, obviando por completo el espejo de mi alma. Además de la persona, la medicina hipocrática recoge la influencia del ambiente sobre el enfermo, tratado titulado *De los aires, aguas y lugares*. Esto dio lugar a una medicina ambientalista donde la persona era considerada en su entorno y no separada de ella. La base de la terapia hipocrática era «la fuerza curativa de la naturaleza», donde el médico asistía a este proceso dando soporte, si era necesario, con fármacos, cirugía y «dieta», entendiendo como dieta no solo la nutrición, sino el estilo de vida. Eran tres los pilares sobre los que debía basarse el diagnóstico: la exploración de los síntomas del paciente en su cuerpo, el entorno donde la persona vive y su estilo de vida. El conocimiento de uno de ellos, obviando los demás, daría lugar a un diagnóstico

y tratamiento incompleto e ineficaz. Una de las máximas hipocrá-
ticas era que «la mejor medicina es enseñar a la gente cómo no
necesitarla». ¡Si Hipócrates se diera un paseo por los hospitales
de hoy! Dice Hipócrates:

> Los hombres deben saber que las alegrías, gozos, risas y diversiones,
> las penas, abatimientos, aflicciones y lamentaciones proceden del ce-
> rebro y de ningún otro sitio. Y así, de una forma especial, adquirimos
> sabiduría y conocimiento, y vemos y oímos y sabemos lo que es ab-
> surdo y lo que está bien, lo que es malo y lo que es bueno, lo que es
> dulce y lo que es repugnante [...] Y por el mismo órgano nos volve-
> mos locos y delirantes, y miedos y terrores nos asaltan [...] Sufrimos
> todas estas cosas por el cerebro cuando no está sano [...] Soy de la
> opinión que de estas maneras el cerebro ejerce el mayor poder so-
> bre el hombre.

Hipócrates marcó las bases de la medicina actual, hasta el punto
que hoy las facultades de medicina le rinden tributo a través del
juramento hipocrático que adorna gran parte de las salas de espera de los hospitales. Poco antes de su muerte nace el que sería una de las figuras más importantes no solo de la medicina o
biología, sino del conocimiento en general: Aristóteles. Este sabio, nacido en Estagira en el año 384 antes de Cristo, fue discípulo de Platón y maestro de Alejandro Magno y aprendió y enseñó
durante más de 20 años en la Academia y el Liceo de Atenas.
Publicó textos sobre metafísica, filosofía, ética, lógica, política,
estética, retórica, zoología, psicología, física, astronomía y biología. ¡Qué pocos sabios se han especializado en un solo tema!
Aristóteles nació no lejos del monte Athos, en Grecia, y tanto su
madre, Festis, como su padre, Nicómano, ejercían la medicina. Al
morir su padre, con tan solo 17 años, es trasladado a Atenas para

estudiar en la Academia de Platón, que le apoda «el lector» por su preferencia por los textos escritos frente a la enseñanza oral típica de la época. Cuando Platón muere abandona Atenas para residir en Atarneo y Aso, bajo la protección de su amigo Hermias, hasta que este fue asesinado. En ese momento se traslada a la isla de Lesbos, donde desarrolla su pasión por la fauna y flora con el botánico Teofrastro. En esta época dorada relata con detalle sus horas junto a pescadores, cazadores, pastores y apicultores para conocer la anatomía animal, y descifrar los misterios de la respiración. Aristóteles fue un gran estudioso de la influencia de la respiración en la psicología. El conocimiento aristotélico dio lugar a las bases sobre la anatomía estructural, la embriología y la morfología. Para Aristóteles, el desarrollo del embrión se debe a la fuerza configurada de la naturaleza, idea que recuerda a la actual epigenética. Entre los intereses naturales de Aristóteles, destaca el de conocer la majestuosidad del corazón. Para él, el corazón es el asiento de las sensaciones frente a un cerebro que enfría el fuego liberado por el metabolismo. Aristóteles fue un convencido cardiocentrista, a diferencia de Hipócrates. En el año 343 antes de Cristo es convocado por Filipo II de Macedonia para que instruya a su hijo de 13 años, Alejandro Magno, el que llegó a ser rey de Macedonia, y por extensión de Grecia, faraón de Egipto y rey de Persia. Teniendo en cuenta que Alejandro Magno llegó hasta la India, me aventuraría a afirmar que Aristóteles supo de las medicinas orientales, aunque no he encontrado textos que lo aseguren. Cuando Alejandro inicia su estrategia de conquista, Aristóteles vuelve a Atenas y funda su escuela: el Liceo. Esta escuela pública y gratuita contaba con una vasta biblioteca y era lugar de constante discusión. Recordando la ejecución de Sócrates declaró que: «no veía razón para dejar que Atenas pecara dos veces contra la filosofía» y abandonó la capital para instalarse en la isla de Eubea, hasta su muerte debida a una enfermedad intestinal. Su filosofía natural recogía su interés por encontrar las causas que mueven el mundo y su constante metamorfosis, siendo considerado el padre y patrón de la biología. Para poder estudiar a los animales, Aristóteles tuvo que justificar que aun ellos eran seres admirables y divinos. Fue el primero en abordar el alma desde lo biológico distinguiendo tres tipos de alma: la vegetativa, que incluye la nutrición y reproducción; la sensitiva, que comprende la percepción y el movimiento, y la racional. La medicina clásica griega representa nuestra base y lega un esquema clínico en el que la observación del paciente ha de ser integral, no fragmentada, incluyendo las manifestaciones en todas las partes del cuerpo, el entorno o ambiente en el que vive y su dieta, que refleja el estilo de vida. Para la medicina aristotélica, cualquier pensamiento, una memoria por ejemplo, deja su poso en los órganos corporales. La base de la medicina científica es una práctica integral que une al hombre con su contexto y distribuye la conciencia en el organismo.

Por primera vez en el siglo III antes de Cristo se describen las partes del cerebro humano, lo hacen Herófilo y Erasístrato en Alejandría. Se definieron las circunvoluciones cerebrales, que fueron relacionadas con la inteligencia, el cerebelo, los nervios sensitivos y motores, y su relación con el sistema cardiovascular y el pulso. Ya en el siglo II después de Cristo, llegamos a la cuarta figura clave de la medicina, después de Imhotep, Hipócrates, y Aristóteles. Hablamos de Galeno de Pérgamo, cuyas teorías se han mantenido vigentes hasta la modernidad, sobreviviendo a las hogueras de la Edad Media y recobrando esplendor en el Renacimiento. Galeno representa la culminación de la medicina helénica. Nacido en el año 130 de nuestra era en la ciudad de Pérgamo, y de exquisito nivel intelectual, pertenecía a una familia acomodada que lo educó en la filosofía estoica. Comenzó su carrera como médico de gladiadores, hasta que se trasladó a Roma, donde alcanzó un fuerte reconocimiento social y económico por ser médico de emperadores como Marco Aurelio. La riqueza de su saber se debe a que aúna la clínica de Hipócrates, la biología de Aristóteles y la filosofía estoica. Su extensa obra literaria, unos cuatrocientos textos, recoge los principios hipocráticos y aristotélicos y sus propias contribuciones. Su originalidad residía en la descripción del cuerpo humano en funcionamiento, no solo su anatomía. Demostró, entre otras cosas, que la sección de determinados nervios o médula espinal producía insensibilización o parálisis. Entre otras cosas, relacionó los ventrículos cerebrales con las cavidades del corazón. La teoría galénica establecía que los nervios transportaban los fluidos secretados en el cerebro, siendo distribuidos por el cuerpo a través de la médula espinal. Su doctrina mantenía la «fuerza curativa de la naturaleza» de Hipócrates, añadiendo al estilo de vida la importancia de la higiene. A Galeno le debemos los principios de la fisiología, y es quien por primera vez habla de los tres ejes de los que hoy la neurociencia moderna se ocupa: cerebro, corazón e intestinos. Para Galeno, el espíritu no está separado de la materia, sino que es una sutil forma de materia que da vida a los órganos. El espíritu libera las virtudes de los órganos, y son estas las que dan fuerza al órgano para funcionar. Galeno distingue tres tipos de espíritus: el espíritu natural, el vital y el animal; abdomen, pecho y cabeza, respectivamente. El espíritu natural o vegetal tenía su asiento en el hígado y se repartía desde allí a todo el cuerpo; se distribuye por los órganos del abdomen. Su función principal es la nutrición. El espíritu vital tiene su asiento en el pecho, en el corazón y en los pulmones. El espíritu animal, con asiento en el cerebro, tendría las facultades mentales con vías receptivas de los sentidos y donantes del movimiento. El espíritu animal necesita de los anteriores para su labor. Esta distribución no solo corresponde a la localización de los órganos, sino que estaba relacionada con las virtudes psíquicas. El espíritu natural con el deseo, el vital con la esperanza o la ira y el animal con la razón. Galeno estableció la «dietética» como base fundamental en la medicina. Identificó «seis cosas no naturales», que hoy llamaríamos el estilo de vida y que, sin pertenecer al cuerpo, influyen en su buen funcionamiento. Son: aire y ambiente, comida y bebida, trabajo y descanso, sueño y vigilia, secreciones y excreciones, y movimientos del ánimo.

Las teorías galénicas se mantuvieron vigentes incluso después de la caída del imperio romano, llegando al renacimiento. El modelo de Galeno se aceptó durante 1.400 años, es la base más sólida de nuestra medicina. Fue en el siglo VII cuando la medicina vivió otro momento de esplendor similar al de Grecia debido al surgimiento del mundo islámico, un sabroso caldo de cultivo para la medicina y las ciencias en general. En los siglos VIII y IX, el saber griego se combinó con la medicina clásica india, cuyos textos más importantes fueron traducidos del griego y sánscrito al árabe y al latín, principalmente en la «Casa de la sabiduría» de Bagdad dirigida por el médico Hunayn Ibn Ishâq. Aunque sin abandonar las teorías galénicas, la medicina islámica del siglo X enriqueció y marcó el rumbo de la medicina hasta nuestros días. Rhazes, médico, filósofo y alquimista persa, escribió la que se considera la mejor monografía clínica de la Edad Media, utilizada en las escuelas de medicina europeas hasta la modernidad. Este texto, *Kitab al-Mansuri*, que se traduce como «la física del alma», es una enciclopedia médica donde se ordenan las enfermedades de los pies a la cabeza. A Rhazes se le atribuye el descubrimiento del ácido sulfúrico y el etanol, o de los alambiques para destilar. Para Rhazes, «la mayor enfermedad que padece el hombre la

constituyen la ignorancia y estupidez». ¡Qué maravilla escuchar
a un médico expresarse en esos términos! Fue reconocido en su
época por su sabiduría y erudición, que quedaban desmerecidas
ante su recordada generosidad, amabilidad y compasión con los
pacientes de toda clase social y económica. Pero quizás el médico que más fama adquirió en aquella época fue Avicena, en persa Ibn Sina, nacido en el año 980 en la ciudad de Bujara, no lejos
de Samarcanda. Se dice de él que con 14 años era un erudito de
la filosofía, el Corán y la biología, además del cálculo y la física,
la música y la astronomía, así como la metafísica de Aristóteles,
con la que se peleó durante años. A los 15 años ya dirigía una de
las mejores escuelas de medicina del mundo, lugar de peregrinaje de los mejores estudiantes del mundo. En el año 1021, el nuevo
reinado le sitúa como un traidor, motivo por el que es encarcela-
do y de donde se escapa ataviado como un danzante persa. Huye
a Ispahán, actual Irán, donde desarrolla su obra literaria más importante: el *Canon de medicina* de Avicena, que recoge el saber
galénico y la medicina islámica. Muere el año 1037 por una com-
plicación intestinal. En sus Escuelas de Medicina, Avicena repetía
sin cesar a sus discípulos que un médico no era un vidente ni un
alquimista, debía ser un sabio. Quizás aludía a la amplia formación que debían adquirir sus estudiantes. Los conocimientos de
anatomía tenían igual peso que los de filosofía para que les fuera otorgado el título de médico. Otros médicos que destacaron
fueron los cordobeses Averroes y Maimónides, también filósofos
y médicos. Los textos de Galeno, Avicena y Rhazes presidían las
mesas de las mejores universidades europeas durante la Edad
Media y el nacimiento de la modernidad.

El Renacimiento europeo siguió bajo la influencia de las teorías galénicas, que fueron traducidas por Andrés Vesalio, padre
de la anatomía moderna. Curiosamente, su detallado estudio de

la estructura del cuerpo humano puso fin a muchas de las visiones aportadas por Galeno. Pero fue en el siglo xvii cuando se experimentó la revolución científica que acabó con una herencia helénica de más de 2.000 años. Se abandona la medicina humanista. El auge de la física, química, y biología, unido al crecimiento tecnológico, marcaron el nacimiento de lo que hoy disfrutamos y padecemos. Un punto clave en el cambio de paradigma fue el pensamiento, un siglo antes, del filósofo, matemático y físico René Descartes. Nacido en Francia en 1596 sienta las bases del método científico. Se dice que, dada su pobre salud, Descartes tuvo que visitar a muchos médicos y, aterrado por lo caótico de su proceder, decidió establecer unas reglas para ordenar la información. Y lo consiguió. Pero también pasó a la historia por sellar la visión mecanicista y dual del cuerpo humano. Por una parte propone que el cuerpo se rige por los principios de la física, como una compleja maquinaria. De ahí que hoy estudiemos en ciencias los mecanismos que gobiernan cada órgano por separado. Escribe en el *Tratado sobre el hombre* «Me gustaría que consideraras que estas funciones, incluidas la pasión, la memoria y la imaginación, se derivan de la mera disposición de los órganos de la máquina de forma tan natural como los movimientos de un reloj u otro autómata se derivan de la disposición de sus contrapesos y ruedas». Por otra parte, establece la dualidad entre mente y cuerpo que ha regido la ciencia hasta hoy. Solo podemos conocer o medir los aspectos físicos del hombre, la conducta quedaría separada y sería obra del espíritu. Esa separación de la mente con el cuerpo está presente hoy en nuestro pensamiento, distinguimos entre lo psicológico y lo orgánico. Son distinguibles, pero... ¿son separables? El gran error de Descartes.

A partir de ahí, la especialización de la medicina, la sofisticación de la tecnología y la globalización del saber han llevado a un vertiginoso avance con agradecidas contribuciones a la salud y la sociedad. Sin duda pondría mi vida en manos de cualquier estudiante de medicina actual antes que volver hasta Imhotep, por muy grande y apuesto que este fuera. Sin embargo, rescataría de la historia de la medicina su fusión con la filosofía, su visión humanista, simbólica y sapiencial. En 25 años de investigación científica he visto muchos proyectos fracasar por falta de visión o, lo que es más peligroso, he visto evolucionar ideas cuyo único objetivo es la manipulación del cerebro como forma de control de la conducta humana. Pero sobre todo he visto millones de datos que han sido reducidos solo a información. Traducir la información en auténtico conocimiento requiere humanidad y humanismo. Decía Hannah Arendt que: «Para los seres humanos saber qué es un ser humano era comparable a saltar sobre nuestra propia sombra». Intentar saber qué es el ser humano sin saberse ser humano es un salto al vacío, añadiría yo.

Un paciente es, según la etimología de la palabra, aquel que padece o sufre; por tanto, el médico es aquel que pretende aliviar ese dolor. La figura de quien representa la medicina es y ha sido en toda la historia de la humanidad un personaje central para la sociedad, unido al cuerpo y unido a la persona. No son o no debieran ser aplaudidos ingenieros de la biología, diestros en la manipulación de un cuerpo, como los otros lo son con una máquina. Un médico se distingue de un ingeniero porque trata con seres humanos. En un futuro próximo, la medicina contará con la inteligencia artificial como aliado inevitable. Los algoritmos serán capaces de cruzar datos a velocidades inalcanzables para nosotros, y almacenarán mucha más información de la que los sanitarios podrán actualizar. El médico del mañana tendrá siempre a su lado un ordenador que estimará los porcentajes de riesgo de cada diagnóstico, y lo hará mucho mejor que él. Lo que no podrá hacer el ordenador será mirar con amabilidad al paciente para comunicarle un resultado, transmitirle esperanza o apoyo: ser humano al fin y al cabo. Recuerdo que, durante mi embarazo, en las sesiones de ecografía para evaluar si el bebé estaba bien, cada minúsculo gesto de la cara o la mínima entonación de la voz de la ginecóloga era interpretado desde el miedo y la preocupación. Entiendo que debe ser abrumadora la responsabilidad y huidiza la empatía ante una labor en constante trato con el dolor. Mi hipótesis es que, entre otras razones, la visión materialista, mecanicista y no simbólica de la medicina ha dinamitado el puente entre el paciente y el médico. Se estudia el corazón como un órgano formado por cuatro cámaras y caracterizado por una lista innumerable de palabras de ardua pronunciación. ¿Cómo sería la actitud de un cardiólogo que se sabe responsable de uno de los asientos de las emociones de quien se recuesta en su camilla? Trasladado a la sociedad en general, el trato que damos a nuestro cuerpo refleja también esa visión. Es una máquina que nos lleva de un sitio a otro, un jarrón que no se empapa de la belleza de sus flores, un soporte que hay que mantener medianamente sano para evitar molestias, un fiel compañero al que solo escuchamos cuando llora, pero al que ignoramos cuando todo va bien. Una máquina, de carne, pero una máquina. Cualquiera de nosotros, ¿trataríamos con el mismo agravio al intestino si lo consideramos un tubo por donde transita y se descompone el alimento que a aquel que regula y media en mi aprendizaje?

En este libro defiendo que todos podemos hacer una lectura sapiencial y simbólica del cuerpo humano. Esa visión que dejamos de lado en el Renacimiento para instruirnos, especializarnos, con objeto de crecer, pero que también supuso un retroceso en ciertos aspectos. Escribamos, a partir de hoy, la historia de la moderna biología humanista.

Capítulo 3
EL INTESTINO

EL SISTEMA DIGESTIVO

HACÍA YA MUCHOS AÑOS QUE, de Combray, solo quedaba en mí todo lo que había sido el teatro y el drama del momento de acostarme, cuando un día de invierno, al volver a casa, mi madre, viendo que tenía frío, me propuso tomar, contra mi costumbre, un poco de té. Me negué primero y, no sé por qué, me desdije. Ella mandó buscar una de esas tortas bajitas y regordetas llamadas magdalenas cuyos moldes parecen haber sido valvas ranuradas de conchas de peregrino. Y enseguida, mecánicamente, agobiado por la insulsa jornada y ante la perspectiva de un triste día por venir, llevé hasta mis labios una cucharada de té en la que había dejado ablandar un pedacito de magdalena. Pero en el instante mismo en que el sorbo mezclado con las migas de la torta tocó mi paladar, me estremecí, atento a lo que pasaba de extraordinario en mí. Un placer delicioso me había invadido, aislado, sin la noción de su causa. Había vuelto, en un instante, a las vicisitudes de la vida indiferentes, sus desastres inofensivos, su brevedad ilusoria, de la misma manera en que opera el amor, llenándome de una esencia preciosa: o tal vez esa esencia no estaba en mí, era yo mismo. Había dejado de sentirme mediocre, contingente, mortal. ¿De dónde había podido venirme esta poderosa alegría?

Sentía que estaba ligada al gusto del té y de la torta, pero que lo sobrepasaba infinitamente, no debía ser de la misma naturaleza. ¿De dónde venía? ¿Qué significaba? ¿Dónde aprehenderla? Bebo un segundo sorbo en el que encuentro casi lo mismo que en el primero, un tercero que me aporta un poco menos que el segundo. Es tiempo de parar, la virtud de la poción parece disminuir. Queda claro que la verdad que busco no está en ella sino en mí. Ella la despertó en mí, pero no la conoce, y no puede más que repetir indefinidamente, cada vez con menos fuerza, este mismo testimonio que no sé interpretar y que quiero al menos poder volver a preguntarle y reencontrar intacto, a mi disposición, de inmediato, para un esclarecimiento decisivo. Dejo la taza y me vuelvo hacia mi mente. Es ella quien tiene que encontrar la verdad. ¿Pero cómo? Grave incertidumbre, cuando la mente se siente desbordada de sí; cuando ella, la que busca, es a la vez el país oscuro en donde debe buscar y en donde todo su bagaje no le servirá de nada. ¿Buscar? No solamente: crear. Está frente a algo que no es todavía y que solo ella puede realizar, luego hacer entrar en su luz.

Por el camino de Swann, de Marcel Proust.

El mismo Proust nos avisa de que el verdadero viaje no consiste en descubrir nuevos paisajes, sino en mirarlos con ojos nuevos. Miremos ahora la famosa escena de la magdalena de Proust desde los ojos de una neurocientífica. En busca de la biología perdida, podríamos llamarlo. Cuando Marcel, el protagonista de este párrafo, llevó hasta sus labios una cucharada de té en la que había dejado ablandar un pedacito de magdalena activó los receptores gustativos de su lengua. La lengua de Marcel, como la de todos, contiene unos 10.000 botones gustativos que detectan las sustancias químicas que invaden la boca, provenientes principalmente de los alimentos o bebidas. Esos botones se agrupan en papilas, que podemos identificar fácilmente gracias a la rugosidad de la lengua. Dichos quimiorreceptores identifican el sabor dulce, salado, ácido y amargo. El dulzor de la magdalena activó la punta de la lengua de Marcel y el amargo del té, la parte posterior. La localización de los receptores contribuye a la clasificación del sabor. Curioso que el órgano del habla sea también el del gusto. Y curioso cómo recurrimos a los sabores para describir la dulzura de una madre o la amargura de una guerra. Cuando las moléculas que forman la magdalena de Marcel entran en contacto con la membrana de las células gustativas que componen las papilas, se desencadena un impulso nervioso que llega hasta el cerebro a través de los nervios facial y glosofarínero. Una vez en el cerebro, y pasado el inevitable tálamo, el sabor de la magdalena de Proust activa áreas del sistema emocional o límbico como la amígdala y el hipocampo. Aquí comienza el estremecimiento de Marcel. El placer le había invadido sin conocimiento de causa. La amígdala permitirá evocar emociones y el hipocampo, recuperar recuerdos asociados con aquel sabor u olor. Había vuelto, en un instante, a las vicisitudes de la vida indiferentes, sus desastres inofensivos, su brevedad ilusoria, de la misma manera en que opera el amor. La sensación, clasificada como agradable por los sistemas límbicos, desencadena un torrente de dopamina que propaga el placer, el hedonismo. Había dejado de sentirme mediocre, contingente, mortal, confiesa Marcel. Esa verdad no está en la magdalena, sino en él. Ya no es la harina, el azúcar o la leche de la magdalena, sino su evocado campo electromagnético cerebral de las áreas límbicas. A partir de ese momento, gusto y olfato son inseparables. Es por ello por lo que este famoso párrafo de la novela de Proust es conocido como el fenómeno proustiano mediante el cual un olor o sabor son capaces de despertar recuerdos y emociones fuertemente vividas. El olor de la magdalena, en su peculiar paso por el cerebro, esquiva el tálamo y accede a través del bulbo olfativo, área de fuerte conexión con el hipocampo. Es lo que hace del olor el sentido más vinculado a la memoria. El segundo sorbo es menos intenso que el primero y el tercero algo menos debido a que las estructuras límbicas activadas por el sabor u olor son adaptativas, su respuesta decrece con el número de sorbos. Nunca el primer sorbo será como los siguientes. La segunda impresión está condenada a una inevitable decepción, es el precio de la habituación. Agradecida en el dolor y despreciado en el placer. Ya han despertado a la mente, ahora es a ella a quien corresponde encontrar la verdad, dice un Proust con aire desafiante. El buscador es lo buscado, como diría Nisargadatta. Marcel se detiene ante su experiencia, indaga atento en ella, utilizando ya las cortezas cerebrales que dan lugar a la experiencia consciente. El momento de deleite activa la corteza prefrontal, que observa y crea. Dice que el bagaje no le sirve para nada. Quizás esto sea exagerado, quizás sea tan solo un recurso de Proust para ensalzar la sabiduría de su pariente, el filósofo Henri Bergson, gran pensador sobre la relación entre el cuerpo y el espíritu. Nos dice Bergson: «¿Qué sucede cuando una de nuestras acciones deja de ser espontánea y se vuelve automática? Que la conciencia se retira de ahí». Marcel suspende el tiempo en la experiencia, la deja ser. ¡Cuántas magdalenas hemos tomado sin saberlo! La consciencia creadora. La neurología que nunca repite un mismo estado, que se anticipa y recuerda para dar lugar a una experiencia siempre única. Nunca utilizamos el mismo cerebro. ¿Buscar? No solamente: crear.

Una vez saboreada, la magdalena comienza un silencioso recorrido cuello abajo. Parece decirnos, tu saborea y el resto déjaselo a la naturaleza. Después del deleite inicial que ha tenido lugar al activar las papilas gustativas, la magdalena de Proust comienza a ser masticada. Un ejercito demoledor de dientes y muelas hacen el trabajo de trituración y mezclado con la saliva, para que el alimento pueda ser absorbido e ingerido. A partir de aquí, la magdalena de Proust abandona su delicadeza y se transforma en un bolo alimenticio, que será digerido por el romántico Marcel. La digestión comienza en la boca y acaba donde ya sabemos. El tubo digestivo mide aproximadamente 9 metros, desde la cavidad bucal hasta el ano. En las mujeres es algo más corto. El tiempo que tarda un alimento en ser procesado, desde que entra por la boca hasta que sale por el ano, es de aproximadamente unas 55 horas. En las mujeres, el tránsito intestinal es de unas 62 horas. Una vez que el bolo alimenticio ha sido preparado en la boca para iniciar el viaje corporal, desciende por la faringe, esófago y llega al estómago, donde permanece entre dos y tres horas. En esta bolsa muscular, el bolo se mezcla con el jugo gástrico cuya segregación se activa en el proceso de masticación. ¡Qué importante masticar bien! Una de las funciones esenciales del estómago es matar los microbios presentes en los alimentos. Función que realiza gracias al ácido clorhídrico, el principal agente digestivo. El bolo alimenticio es agitado mediante lentas contracciones hasta convertirse en el quimo; una pasta medio sólida, medio líquida.

El quimo, que poco tiene ya que ver con la pomposa magdalena de Proust, sale del estómago para pasar al intestino delgado. En este recorrido, de 6 metros de longitud, se mezcla con las secreciones de las glándulas intestinales, la bilis de la vesícula biliar y los jugos del páncreas, ricos en enzimas que transforman los alimentos en sustancias nutritivas. Los componentes de los que está hecho cualquier alimento son ahora tan diminutos que pueden atravesar la pared intestinal y zambullirse en el torrente sanguíneo. El intestino delgado reduce y separa, divide y disuelve. Separa lo asimilable de lo descartable. Conocedores de esta labor, el sistema digestivo inspiró a los alquimistas de la Edad Media para lograr el elixir de la vida. La absorción de los nutrientes en el intestino delgado depende del contacto del quimo con las paredes del intestino. Para aumentar dicha superficie, el intestino delgado cuenta con innumerables pliegues: los circulares, las vellosidades y las microvellosidades, que amplifican la capacidad de absorción en más de 20 veces. Algo similar ocurre en el cerebro, que, para aumentar la superficie cortical, se ha replegado dando lugar a las circunvoluciones. Gracias a ellas no tenemos una cabeza gigante, que sería difícil de mantener erguida y mucho menos parida. Los nutrientes se alojan en el intestino delgado durante unas 8 horas. Allí se produce la digestión y absorción, pero además se cumple una importante misión fronteriza gracias a la capa de células que forma una barrera que impide que tóxicos, microorganismos y macromoléculas lleguen al torrente sanguíneo, defendiendo así al organismo. Esta barrera está formada por una secuencia de células, como ladrillos en una pared. Las uniones entre dichas células están reguladas por una red de proteínas que ajustan la permeabilidad de la barrera intestinal. En ciertas patologías, esta barrera es excesivamente permisiva lo que puede ocasionar el desarrollo de enfermedades autoinmunes, alergias, o la inflamación en el intestino u otras vísceras. La labor de esta frontera es tan intensa que sus células son reemplazadas cada tres días. Ninguna parte del cuerpo regenera un componente a tan alta velocidad. Esta capa, además, impide que el propio intestino se digiera a sí mismo. Curiosa la temporalidad de los soldados que nos protegen del autocanibalismo. El tránsito de los nutrientes a lo largo del intestino delgado se hace gracias a un movimiento conocido como peristalsis que va empujando el alimento a una velocidad de dos centímetros y medio por minuto.

Los nutrientes que no han sido absorbidos en el intestino delgado pasan al intestino grueso. Este tubo, de más de metro y medio de longitud, alberga los restos durante unos tres días. Allí, en el colon, un universo de microorganismos realiza el último rescate de nutrientes. Absorbe una gran cantidad de agua, y vitaminas como la B1, B2, B6, B12 y K. Pero, principalmente, el intestino grueso es el albergue de inmensas colinas de bacterias, llamada microbiota, y articula el conocido eje intestino-cerebro. En el intestino grueso se fermentan las heces y las flatulencias. Aquello que no muestra utilidad para el cuerpo llega al recto, que desemboca en el ano, por donde defecamos. Lo que no eleva la vida, vuelve a la tierra.

Las heces, excrementos, deposiciones, material fecal o popularmente caca son los desperdicios del sistema digestivo, principalmente fibra y otros compuestos que no han dado servicio a la nutrición. Una vez acumulada una cierta cantidad de materia fecal en el recto, el sistema parasimpático del sistema nervioso activa un músculo del ano conocido como esfínter interno. Esa activación involuntaria nos informa de que algo está por llegar. Afortunadamente, una respuesta refleja eleva el ano y contrae el esfínter externo, un anillo que cierra la salida del ano. De lo contrario iríamos defecando sin control, como los niños. En ese momento, el ano crea un ángulo de 90º con el recto, como dos calles que se cortan. Se impide así la salida. Una vez que elegimos voluntariamente defecar porque estamos en el lugar correcto, se relaja el esfínter externo y el ano y el recto forman un ángulo de 155º. Esfínter externo y ano se alinean; por tanto, se abre el camino y se evacuan las heces. Para facilitar el proceso se requiere de un más o menos vigoroso empuje, realizado desde las paredes abdominales. Otro proceso de soporte es abrir el esfínter exterior durante la defecación, separando las asfixiantes nalgas. Se abren aún más las puertas del castillo. Las áreas del cerebro que se activan cuando de manera voluntaria relajamos el esfínter para defecar son, principalmente, las áreas motoras y el cerebelo. Estas vías de conexión cerebro-anorrectal son hoy motivo de debate, ya que las personas con incontinencia fecal no presentan alteraciones en dicho circuito. Sigue siendo un misterio, cerebralmente, el acto de defecar.

De media producimos unos 200 gramos de heces al día, lo que supone unos 80 kilogramos al año: 6.000 kilogramos en una vida. Más del 90% del alimento que ingerimos es absorbido a lo largo del tracto intestinal. En un día, el cuerpo excreta unos 8 litros de agua que provienen de la digestión y de las demás vísceras, agua que se libera en el intestino delgado. Una vez alcanzado el colon, esta agua se reabsorbe. Cuando el colon no es capaz de absorber suficiente líquido, las heces pierden su consistencia sólida y se produce la diarrea. Situación habitual, por ejemplo, ante una inflamación del colon, infección bacteriana o la elevada concentración de un elemento extraño para el cuerpo. Hace años visité la bella República Dominicana. Mi amiga Shaira, como buena caribeña que es, me invitó a degustar el cacao de su isla. Sentadas en un colorido bar de Santo Domingo me sirvieron un cacao amargo e intenso en una diminuta tacita. Como buena madrileña que soy, acostumbrada a tomar chocolate con churros en tazas de medio litro, bebí aquel cacao de un solo sorbo. Lo que no sabía es que la densa concentración del alcaloide teobromina del cacao puro es un potente acelerador de la función intestinal. El camino desde la mesa al baño fue eterno. Como dice el poeta Juan Luis Mora, a veces el tiempo se mide en horas por segundo. Al contrario, la baja frecuencia de defecaciones, o estreñimiento, se debe a la falta de movimiento en el intestino. Los músculos del colon se contraen y estiran de forma involuntaria, fenómeno conocido como motilidad intestinal. Estos movimientos empujan y estrechan las heces. Por una parte, las ondas antiperistálticas desplazan continuamente las heces hacia delante y hacia atrás, alargándola y estrechándola. Por otra parte, las ondas peristálticas ejercen una fuerte presión unas cuatro veces al día para arrastrar las heces hasta el final del colon. Cuando estos movimientos son escasos, las heces pasan mucho tiempo en el colon y se secan y endurecen, lo que dificulta aún más su arrastre. Una forma de estimular la peristalsis es practicando de forma regular ejercicio físico o mediante diferentes técnicas de masaje abdominal. Defecar es un arte.

«Todos los que parecen estúpidos lo son y, además, también lo son la mitad de los que no lo parecen». Esta frase de Quevedo se volvió en su contra muchas veces. No fueron pocas las críticas y descréditos que recibió el escritor del Siglo de Oro español por sus palabras tan irreverentes como doctas y tan satíricas como escatológicas. Su fascinación por el acto de defecar podría interpretarse también como un acercamiento a lo humano y a lo mundano; un puente entre el pensamiento y la naturaleza, entre lo elevado y lo bajo, pero también es un escupitajo sobre la soberbia intelectual. Muchos interpretan su obra como una caricatura de la miseria y fragilidad del cuerpo, aunque también podría verse como un intento de reivindicar la condición humana, de ligar la biología o lo material al pensamiento. «La vida empieza en lágrimas y caca», escribe Quevedo en uno de sus sonetos. Se dice que llegó a replantearse canjear la máxima cartesiana de «Pienso, luego existo» por un «Cago, luego existo». Simplemente, brillante.

«Solía referirnos la historia de un tal Quevedo que, habiéndose bajado las calzas para defecar en un lugar público, de espaldas a los viandantes, fue sorprendido en dicha posición por un distinguido caballero italiano. "iOh, qué vedo!", habría exclamado este con horror al contemplar el *corpus delicti*, si se me permite la expresión, con las nalgas en la masa. A lo que habría respondido el español con mal oculto orgullo: "Anda, ihasta por el culo me conocen"!». Es cierto, hasta por el culo nos podrían conocer. En el año 2020, la revista científica *Nature*, en su sección de ingeniería, publicó un estudio donde se presentaba un baño inteligente. Este curioso dispositivo analiza diariamente la materia fecal e informa a los usuarios sobre su estado de salud. Luego profundizaremos en este tema, ahora vayamos al culo. Uno de los retos más insospechados que tuvieron que solventar los investigadores era la cuestión de cómo el baño inteligente reconocería a los miembros de una familia, ya que todos utilizarían el mismo baño. En vez de instalar un dispositivo de identificación, como hacemos con el correo electrónico, por ejemplo, querían que el baño reconociese él solo a su generoso cliente. Imagino que a veces con las prisas a alguien se le puede olvidar introducir su nombre de usuario y contraseña. La única forma de hacerlo era instalando un sistema de identificación y clasificación del ano. Tan épica tarea solo podía realizarla la inteligencia artificial. Supongo que contratar a alguien con inteligencia natural seria excesivamente humillante. Así fue, el baño está dotado de una cámara que localiza el ano, como un radar, y adquiere una serie de fotografías que serán procesadas por un sofisticado algoritmo matemático. Una vez identificado el ano, el ávido retrete reconoce al usuario. Imagino que, de alguna forma, comunica su veredicto. «Buenos días Bernardo», pronunciará una voz digital. Menuda forma de empezar el día si en realidad eres Elena. Cualquiera que haya estudiado algo de inteligencia artificial sabe que las máquinas de aprendizaje requieren de un tiempo de entrenamiento, necesitan analizar muchas veces la misma imagen para aprender a reconocerla. Ya imagino a la familia: uno a uno, sentados durante un rato hasta que la dichosa voz pronuncie el ansiado «usuario identificado». Lo cierto es que la forma del ano representa una auténtica huella digital. En estado de reposo tiene una forma alargada y está radiado por una gran cantidad de pliegues que desaparecen cuando se dilata el orificio para dar salida a las heces. La piel que lo rodea se conoce como margen del ano, es una piel fina, normalmente de color rosa, húmeda y sin vello. Saber observar bien un ano y además identificar patologías en él es un tema fascinante y prometedor. En la medicina ayurvédica de la India, el ano es una de las formas de diagnóstico más completa. Deberíamos aprender de ellos. Alrededor de la piel tenemos glándulas sudoríparas, que causan el olor corporal. En concreto, en el ano se observa una fuerte presencia de glándulas apócrinas, responsables de su peculiar olor. Notaba Quevedo que el ano es una parte privilegiada del cuerpo debido a sus honorables vecinos. Mencionadas las gracias y desgracias del ojo del culo, por cierto título de la obra de Quevedo, volvamos al baño inteligente. Supongamos que el baño ha identificado bien al usuario. A partir de ahí, comienza el análisis de las heces. Algún lector puede haberse preguntado por qué es interesante invertir en un baño inteligente o de monitorización bioinformática, que no debe ser barato. La información que contienen las heces son oro para la medicina preventiva.

El artículo de ingeniería sanitaria donde se presenta el baño inteligente es digno de homenaje. En mi carrera científica he leído miles de artículos, pero pocos me han hecho disfrutar tanto. Aparte de lo cómico del asunto, algo tan banal como un baño puede esconder profundos conocimientos. En las gráficas que ilustran el desarrollo de tan digno dispositivo se muestra la escultura de *El pensador* de Rodin sentado en el baño, defecando. No es un detalle que deba pasar desapercibido. La literatura científica suele y debe ser fría y neutra. Lo esperado es que los investigadores hubieran dibujado una silueta humana, sin forma, ni gesto ni expresión. Pero eligieron al pensador de Rodin, sutileza que parecería indicar una apuesta por la reconciliación entre lo mundano y lo elevado. ¡Todavía sigue habiendo Quevedos! La escultura originalmente se llamó *El poeta* y pretendía representar a Dante Alighieri, autor de la Divina Comedia, a las puertas del infierno. Sin embargo, Rodin se decantó por «Otro pensador, un hombre desnudo, sentado sobre una roca, sus pies dibujados debajo de él, su puño contra su mentón, soñando. El pensamiento fértil se elabora lentamente por sí mismo dentro de su cerebro. No es más un soñador, es un creador», escribió el artista. Volvemos a la creación de Bergson. Incluir dos imágenes en un artículo científico, en el año 2020, donde se puede ver al pensador de Rodin defecando, a su ano, junto a fotografías de heces y de anos humanos es, a mi juicio, un valiente gesto y una tímida llamada a humanizar la biología y a «biologizar» lo humano. Quevedo vivió el esplendor de la época de Descartes, el nacimiento del método científico y la explosión de descubrimientos que llegarían desde los telescopios y microscopios del siglo XVII. Tres siglos después, hasta una letrina puede identificar a una persona por los pliegues de su ano, contamos con astronómicas cantidades de información. Pero en esos tres siglos hemos separado al pensador de su cuerpo. Apuesto con firmeza a que este es el siglo donde se reencuentran. Si yo hubiera sido la autora de este estudio científico, lo habría titulado «Pienso y defeco, luego existo». El artículo está firmado por un nutrido consorcio de universidades tan prestigiosas como Stanford, California, Ohio, Toronto, Seúl y Holanda. Supongo que la vergüenza es menor cuando se reparte. Mi aplauso a los autores.

La composición de las heces es, como veremos, un biomarcador que nos permite predecir el estado de salud. Dicho conocimiento requiere de una tecnología bastante sofisticada y de una interpretación profesional. Sin embargo, observar la forma de las heces está a nuestro alcance y proporciona una valiosa información. El estudio de las heces ha acompañado a las medicinas, desde siglos, por su riqueza informativa. Por ejemplo, en la medicina tradicional china la calidad y la consistencia de los excrementos eran de gran utilidad para el diagnóstico del paciente. Lo de abajo, visible, permite conocer lo de arriba, invisible. Riquezas de este tipo inundan la medicina china.

LA MICROBIOTA

Puede que el lector se esté preguntando por qué prestigiosas universidades del mundo invierten dinero y esfuerzos en desarrollar un baño que analiza los excrementos cada día. Las heces, además de contener trazas del alimento, también incluye células del epitelio intestinal y parte de los microorganismos que habitan el intestino grueso. Conocer qué poblaciones de microbios albergamos es fundamental para la salud y, como veremos, para la psicología. Se llama microbiota o microbioma al conjunto de los microorganismos que habitan en nuestro cuerpo. Tenemos microbiota por todo el cuerpo, pero la gran parte reside en el intestino grueso. Por ello, cuando nos referimos a la microbiota estamos hablando generalmente de la intestinal. Las funciones asignadas a la microbiota son, principalmente, metabólicas y defensivas, pero recientemente se ha observado que actúan en tres importantes sistemas: el endocrino, el inmune y el nervioso. Cada comunidad de microbios representa un nicho o ecosistema. Por ejemplo, el nicho de la boca, de la piel o del intestino. La microbiota global es el conjunto de todos los ecosistemas microbianos que moran en el cuerpo humano. La microbiota es un reflejo del entorno en el que vivimos. «Yo soy yo y mis circunstancias», añadiría Ortega y Gasset. El puente entre nosotros y las circunstancias es la microbiota, añadiría yo. Recordemos que la medicina tradicional griega consideraba el entorno como uno de los tres pilares de la salud. Los otros dos eran el estado del cuerpo y el estilo de vida. Los seres humanos nacemos con prácticamente ninguna microbiota, la adquirimos al nacer y la vamos modificando a lo largo de la vida. Desde el momento en que nacemos nos impregnamos inevitablemente del entorno para poder vivir. Nuestra primera microbiota es la de la madre; a partir de ahí, la dieta, las relaciones con los demás, el movimiento y diversas condiciones que van rotando nuestros diminutos huéspedes. Ni los gemelos tienen la misma microbiota, porque es imposible que lleven exactamente la misma vida. Son huellas de la experiencia íntima. Cierto estilo de vida nos equipa de buenos aliados pero al contrario, también. La microbiota representa el mejor reflejo del entorno y estilo de vida. Se dice que es un biomarcador porque nos informa de nuestra salud, día a día.

Para entender por qué es importante conocer nuestro microbioma debemos primero asumir que nuestro cuerpo no es autosuficiente, un acto de humildad que nos ha costado varios siglos. El profesor Sarkis Mazmanian, uno de los mayores expertos en microbiología, lo expresa muy bien: «Nuestro narcisismo nos ha impedido avanzar y hemos tendido a pensar que disponíamos de todas las funciones necesarias para la salud». El descubrimiento de estos microbios supuso una inicial reacción de alarma en una comunidad clínica que los trataba como patógenos, que, con los años, se transformó en pasividad al ser considerados parásitos. En el siglo, XIX investigadores como Robert Koch denominaron a la presencia de microorganismos como «la intoxicación de las entrañas». Hoy sabemos que representan un papel crucial en el metabolismo. A lo largo de todo el cuerpo contamos con diminutos aliados que contribuyen a las funciones orgánicas. La relación entre el ser humano y la microbiota que habita en él es simbiótica. Nuestra relación con el entorno es estable pero a la vez dinámica, así debe ser. Como un bambú, firme pero flexible. Se distinguen dos tipos de microbiota: 1) la autóctona o residente, que representa aquellos microbios que habitan de forma regular en nuestro cuerpo y contribuyen a las funciones orgánicas, y 2) la microbiota alóctona o transitoria, compuesta por aquellos microorganismos que adquirimos ante cambios de condiciones y que no participan en las funciones vitales. Esta microbiota aparece, por ejemplo, ante un viaje, un tratamiento farmacológico o cambios de la edad. Hoy se estima que tenemos aproximadamente 100 billones de microbios, y representan menos de medio kilogramo de nuestro peso. La microbiota normal está formada principalmente por bacterias y hongos, así como por otros microbios en menor escala. La microbiota del tracto intestinal es mucho más compleja y consta además de otras especies, como arqueas, hongos, protozoos y ciertos virus. La situación de equilibrio microbiano se conoce como eubiosis y su desequilibrio, como disbiosis, y está relacionado con enfermedad, estrés, ansiedad y sociabilidad. La microbiota es resistente pero también resiliente.

El nicho cutáneo es el conjunto de microbios que habita la piel, principalmente en las zonas húmedas, y que están protegidos gracias a la enzima psoriasina. Dichas bacterias, en su mayoría grampositivas, se reparten entre la axila, perineo y dedos de los pies, o bien en las manos, cara y torso, o en los brazos y piernas. No todas están en todo el cuerpo, hay una distribución espacial. Solo para poner nombre a las víctimas del genocidio que cometemos ante una ducha o potente desodorante, las bacterias del nicho cutáneo son, principalmente, la *Staphylococcus haemolyti-cus, Trichosporon, Corynebacterium jeikeium, Pityrosporum ova-le, Staphylococcus epidermis.*

La microbiota oral y del sistema respiratorio está cobrando recientemente un fuerte interés científico por su potencial implicación en el desarrollo de las enfermedades neurodegenerativas. Su principal función es la protección frente a la colonización de bacterias patógenas. Notemos que por la nariz y la boca entra el aire que respiramos, no siempre tan limpio como sería deseable. La saliva desempeña un papel determinante en la composición de dicho microbioma, ya que las moléculas presentes en ella crean una película en la pared bucal que permite la unión bacteriana; además, la saliva regula el pH de esta película creando un entorno propicio para el crecimiento bacteriano. Las condiciones de equilibrio, la relación entre la saliva y la colonia bacterina, son un factor beneficioso para la salud. Las alteraciones en la saliva podrían deteriorar rápidamente la función bacteriana, lo que podría ocasionar alteraciones bucales como la caries, gingivitis o peridontitis, pero también supondría un riesgo para la salud general. Por otra parte la microbiota nasal representa también una importante barrera protectora y contribuye a las dos capas de filtros presentes en la nariz. Los microbios principales del nicho respiratorio, aquellos que asfixiamos en cada calada al cigarro, son: *Neisseria sicca, Candida albicans, Streptococcus salivarius* y *Streptococcus viridans.*

La microbiota del tracto urogenital es una vuelta al origen. Hasta ahora se ha considerado que el útero no está libre de bacterias, por lo que el feto se desarrollaría en un medio no estéril. Hoy se sabe que el desarrollo prenatal está influenciado por la microbiota de la madre, siendo sus agentes la nutrición, el metabolismo y el sistema inmune. La microbiota vaginal va cambiando a lo largo del embarazo, principalmente en el segundo y tercer trimestre de gestación. La relación simbiótica entre la microbiota de la madre y el bebé durante el embarazo se puede ver afectada por factores como la higiene, dieta, obesidad, fumar y estrés. Pero es al nacer cuando el bebé es bautizado por el entorno, y tal ceremonia sucede en el canal del parto, donde el neonato se coloniza con las bacterias presentes en la piel, vagina y zona perianal materna, entre las que destacan la *Lactobacillus*, que favorece un adecuado desarrollo del sistema inmune, y la *Prevotella*, *Bifidobacterium* y *Bacteroides*, con fuerte papel probiótico. Por cierto, ante situaciones de estrés crónico maternal se observa una drástica reducción de la bacteria *Lactobacilus*. Si el nacimiento es por cesárea, el bebé se coloniza con las bacterias de la piel, boca y del entorno hospitalario, como son *Klebsiella*, *Enterobacter* y *Clostridium*. Para restaurar la microbiota del bebé nacido por cesárea, en algunos centros ya se ha establecido el protocolo de restregar al bebé con un paño previamente introducido en el canal del parto de la madre, con el fin de hacerle llegar la microbiota materna. Hay que aclarar que los bebés nacidos por cesárea restauran su microbiota a las 8 semanas del nacimiento. Una vez nacido, el bebé hace suya la microbiota, que evoluciona gracias a la lactancia materna o a su alimento, a la relación con sus familiares, al contacto con las sábanas y ropa, al aire que respira, y hasta con las mascotas que viva. Los bebés nacidos en familias numerosas tienen una microbiota más sana, debido a la interacción social constante que acostumbra a la microbiota a ser cooperativa y competitiva. Al año de vida, su microbioma es de las más complejas conocidas.

La microbiota intestinal está presente en todo el tubo digestivo, aunque varía según las zonas, principalmente debido a las condiciones de acidez, muy diferentes en el estómago que en el intestino grueso, por ejemplo. Gran parte de la microbiota reside principalmente en el colon, ya que allí su pH y las condiciones ambientales permiten la proliferación bacteriana como en ninguna otra parte del cuerpo. Destacan tres filos de bacterias predominantes: *Firmicutes* (70 %), *Bacteroidetes* (20 %), *Actinobacteria* (5 %), y en menor proporción: *Verrucomicrobia* y *Proteobacteria*.

Para conocer la composición de la microbiota intestinal debemos recurrir a un análisis genético de las heces. Gran parte de las bacterias mueren al abandonar las condiciones que le ofrece el colon, por lo que se recurre a una técnica conocida como secuenciación del gen *16S rRNA*, que permite una identificación de los cadáveres microbianos. En los laboratorios, hablar de microbiota es hablar de heces. Ahora entendemos los esfuerzos por diseñar un baño inteligente que analice cada día nuestras heces. Proeza que ya hacían los médicos del Antiguo Egipto o China, que otorgaban gran importancia a la inspección de las heces. Los factores del entorno que regulan el ecosistema intestinal son la dieta, el ejercicio físico, la ingesta de medicamentos, el ambiente rural o urbano, pero también el género masculino o femenino y la genética. La relación entre dieta y microbiota es un universo tan complejo que debe ser expuesta por profesionales. Solo mencionaría aquí que se ha observado un sobrecrecimiento de los *Firmicutes* en dietas excesivamente ricas en hidratos de carbono, o que las verduras y legumbres modulan la actividad de las *Bacteroidetes*. Adecuar la dieta a la salud individual es uno de los retos que debe acompañarnos toda la vida.

Hace unos años, mi grupo de investigación y la Universidad Europea de Madrid hicimos un estudio para constatar los beneficios del ejercicio físico sobre la microbiota intestinal. Para ello comparamos la composición bacteriana del microbioma intestinal en personas con un estilo de vida sedentaria con la de aquellos que se ejercitan regularmente y medimos cómo dichas colonias de microbios cooperan o compiten entre sí. Nuestros resultados mostraron que la red microbioma de las personas activas tiene una eficiencia y un poder de transmisión significativamente más altos. El estudio permitió además identificar las bacterias que tienen un papel protagonista en la conversión de la microbiota cuando comenzamos a hacer ejercicio, pero también cuáles son las bacterias que más influyen en la pérdida de los beneficios cuando nos volvemos sedentarios. El ejercicio físico impacta sobre la microbiota incrementando la presencia de bacterias beneficiosas y mejorando la diversidad. Curiosamente, la actividad física potencia el carácter competitivo de las bacterias permitiendo una mayor regulación del equilibrio microbiótico.

DEL CEREBRO AL INTESTINO

El sistema nervioso se divide en dos ramas. Por una parte está el sistema nervioso central, que abarca principalmente el cerebro y la médula espinal, y por otra parte está el sistema nervioso periférico, compuesto por el sistema nervioso somático, es decir, los nervios, y el sistema nervioso autónomo. Si queremos estudiar el control que ejerce el cerebro sobre el sistema gastrointestinal, debemos adentrarnos en este último sistema. El sistema nervioso autónomo, o sistema nervioso visceral, controla las funciones involuntarias de las vísceras. Marcel es muy libre de ingerir una evocadora magdalena y de guiar el rumbo de sus ensoñaciones, pero en poco puede intervenir para digerirla. Ese proceso se realiza de forma involuntaria. La conciencia se retira, como decía Bergson. Quien pilota es el sistema nervioso entérico, que se encarga de coordinar los movimientos peristálticos que trasladan el bolo alimenticio por el tracto gastrointestinal, regula la secreción de la bilis y el páncreas, el flujo sanguíneo y la absorción de nutrientes. Además, gracias a su interacción con el sistema inmune, interviene en los procesos inflamatorios. Este es uno de los sistemas más complejos del cuerpo, capaz de aprender, recordar y actuar independientemente del cerebro. El sistema digestivo tiene su propia memoria. Habrá que tener cuidado con lo que le enseñamos.

El sistema entérico nace en el desarrollo embrionario. A los 14 días de gestación, una parte de las neuronas del encéfalo migran hasta el tubo digestivo y otras, hasta el intestino. Desde el principio cerebro e intestino estuvieron unidos. Y con el tiempo se va organizando una red de 100 millones de neuronas que controlará la función gastrointestinal. El sistema entérico es la red neuronal más extensa fuera del cerebro. De ahí su nombre, el segundo cerebro. El sistema nervioso entérico y el cerebro se comunican a través de los sistemas nerviosos simpáticos y parasimpáticos. El primero, a pesar de su nombre, está involucrado en la respuesta ante una situación de alarma o estrés, y el segundo responde ante la recuperación de la calma y equilibrio. Descifrar qué áreas cerebrales activan uno u otro es relevante porque nos permitiría conocer los procesos mentales que los acompañan. En el año 2020, la Universidad de Pittsburgh, celosa del éxito de los estudios acerca de la influencia que ejerce el intestino sobre el cerebro, decidió llevar a cabo una investigación para defender el poder del despechado cerebro sobre el estómago. Un examen, un esperado encuentro, la incertidumbre en una sala de espera o un viaje pueden desencadenar en nosotros diarrea, vómitos, falta de apetito y digestiones pesadas. Esa es la vía simpática. Los investigadores de Pittsburgh, usando un modelo animal, reportaron que las neuronas que influyen en la activación simpática hacia el estómago son principalmente aquellas localizadas en las cortezas motoras y la corteza somatosensorial, áreas vinculadas al control y la acción esqueletomotora; es decir, al movimiento. Ya sea por un examen puntual o por estrés crónico cada vez es mayor la incidencia de los llamados trastornos digestivos funcionales que son resistentes a los tratamientos convencionales. Conocida la participación de las áreas motoras en la respuesta simpática, los autores del estudio animan a la comunidad clínica a combinar o aconsejar terapias tanto de modificación de la conducta como de movimiento para las alteraciones digestivas. Hemos visto que el ejercicio físico es un gran aliado para el intestino pero bailar, también. Son numerosos los estudios que muestran una mayor activación y organización de las áreas motoras cuando bailamos de forma regular. Bailar es uno de los procesos que más favorece la plasticidad neuronal. Bailar para ayudar a regular el sistema gastrointestinal sería una necesaria receta. Por otra parte, también es fundamental entender las vías neuroanatómicas que median los procesos de recuperación, es decir, las vías parasimpáticas. En este estudio de Pittsburgh se observó que son las neuronas de la corteza prefrontal media las que median esta vía. Dicha zona cerebral es clave para la interocepción y el control emocional y de la atención. Reforzar la corteza prefrontal sería otra buena receta para ayudar al sistema digestivo. Una de las formas de llevarlo a cabo es, por ejemplo, la meditación sobre las sensaciones del cuerpo, también llamada consciencia corporal. Una práctica de unos 15 minutos al día, donde barremos con la atención las sensaciones o la falta de sensación de nuestro cuerpo, incrementa el grosor de esta zona. Se comienza observando el pie derecho. ¿Qué sensaciones me proporcionan cada uno de los dedos? Y vamos subiendo hasta la rodilla. Pasamos al pie izquierdo. De las rodillas a la cadera. Nos detenemos unos minutos en las sensaciones sobre el abdomen. Poder distinguir el intestino del estómago nos será de gran ayuda para comprender las alteraciones digestivas que nos ocupen en un momento dado. Llegamos a los brazos, y nos recreamos en el imperio de las manos. Llegamos al pecho, subimos por el cuello, y de ahí al reino de la cara. Simplemente observar, siempre sin juzgar. A los 5 días de esta práctica se ha activado la plasticidad de la corteza prefrontal media. A los 2 meses habremos inducido un cambio funcional y anatómico significativo. Y a lo largo del día, jugar con el movimiento del cuerpo, conocer su fluidez; o su falta de ella. Y danzar. «Danzar hasta que desaparezca el danzante», decía el poeta tibetano Anah Tubten.

DEL INTESTINO AL CEREBRO

Reconocida la influencia del cerebro sobre el sistema gastrointestinal, conozcamos el camino inverso. Hace unos 10 años, en el 2010, compré en la librería de la Universidad de Columbia de Nueva York un libro llamado *El segundo cerebro*, escrito por el investigador Michael Gershon. Sabía que aquel hombre había sufrido el desprecio de la comunidad científica por atreverse a insinuar que el intestino influía en la actividad cerebral. Hoy esa insinuación es ya evidente. En la época de Proust hubiéramos dicho que la magdalena de Marcel perdía su función psicológica al abandonar la boca y perder la sensación consciente del sabor. Pero una vez sumergida en la oscuridad corporal olvidamos que allí comienza un recorrido silencioso que, sin embargo, nos susurra a cada instante.

En el año 2011, el Instituto Karolinska, de Estocolmo, realizó un estudio con un título aplastante: «La microbiota intestinal normal modula el desarrollo cerebral y el comportamiento». Para llegar a tal conclusión realizaron una serie de experimentos con ratas a las que suprimieron su microbiota. Sus resultados mostraban que los animales libres de microbiota presentaban un comportamiento alterado, con déficits de aprendizaje. Las ratas se desplazaban sin rumbo dentro de la jaula, incapaces de localizar las fuentes de comida. Una rata con una microbiota normal tardaría una media hora en aprender dónde está escondido el alimento en la jaula; sin embargo, los animales sin gérmenes comenzaban a intuirlo después de una hora. Este estudio y los posteriores probaban que la colonización por la microbiota intestinal afecta al desarrollo de los cerebros en mamíferos e influye en el comportamiento del cerebro adulto. El aprendizaje se basa en la formación de circuitos neuronales, es decir, en la unión de las neuronas que permite la transferencia de información. Ahí interviene el factor de crecimiento neuronal, o BDNF, que actúa como un fertilizante que favorece la conexión neuronal y, por tanto, facilita la generación de las redes neuronales necesarias para el aprendizaje. En el año 2011 se observó que la influencia de la microbiota sobre el factor de crecimiento neuronal afecta especialmente al hipocampo y la amígdala, de forma que los animales con microbiota alterada presentaban cambios en los receptores de crecimiento en estas áreas tan vinculadas a la memoria, motivación, aprendizaje y estado de ánimo.

La influencia que tiene la microbiota sobre la maduración cerebral está abriendo nuevos frentes de educación social que implican a las madres gestantes y a las primeras etapas de la infancia. El grupo de la prestigiosa investigadora Felice Jacka, de la Universidad de Melbourne, alentado por los estudios que mostraban la relación entre la dieta y el riesgo de depresión y ansiedad en los adultos y adolescentes, inició un ambicioso proyecto para investigar el impacto de los hábitos nutricionales de las madres durante el embarazo y de la alimentación infantil sobre la salud mental de los niños. Para ello reclutó a más de 23.000 madres noruegas durante 9 años, que fueron estudiadas en el embarazo, así como cuando sus hijos tenían 6 meses, 1, 3 y 5 años. El objetivo era estudiar el desarrollo psicológico de los pequeños en función de la dieta que la madre había seguido durante la gestación. Sus resultados mostraron que una mayor ingesta de comida no saludable permitía predecir problemas de externalización en los niños. Los modelos matemáticos de predicción posibilitan prever qué niños sufrirán este problema conociendo la dieta de la madre durante el embarazo. Además, los niños que consumían una dieta poco saludable en su infancia mostraban niveles más elevados de problemas de autogestión y relaciones con los demás. Los autores consideraron comida no saludable las carnes procesadas, cereales refinados, bebidas azucaradas y aperitivos salados. Una dieta saludable se caracteriza, en este estudio, como aquella con alto consumo de verduras, fruta, cereales ricos en fibra y aceites vegetales. En tal riguroso estudio se consideró si esos resultados podrían depender de variables como el género del bebé, la depresión materna, el nivel económico, el tabaquismo, la edad parental y el lugar de residencia. Dado el gran número de participantes se pudo concluir que la dieta materna e infantil es, de por sí, un elemento predictivo de la conducta durante la infancia. El mismo grupo estudió la composición de la microbiota infantil al mes de nacer, al medio y al año para ver su influencia sobre la psicología a los 2 años de edad, momento en que empieza a formarse la personalidad y la teoría de la mente. Es cuando el niño empieza a reconocer que su persona es diferente del resto. Sus resultados mostraron una relación significativa entre la disminución de la bacteria *Prevotella* a los 12 meses del nacimiento y problemas de comportamiento y relación consigo mismo a los 2 años. En dicha relación influía la exposición creciente a antibióticos. Felice y sus colegas alertaban, con este estudio, sobre el uso responsable de antibióticos durante los primeros años de vida debido a la fuerte asociación entre la composición de la microbiota y la conducta.

Son ya numerosos los estudios que llaman a un cuidado en los hábitos alimentarios de la madre, pero sobre todo de los niños. Una dieta pobre aumenta la vulnerabilidad de problemas de salud mental en los niños. La nueva medicina del estilo de vida sugiere incluir avisos y sugerencias tanto en ginecología como en pediatría sobre la importancia de la dieta de la madre y de los pequeños. Consejos que deberían ser escuchados en las escuelas y restaurantes, quizás para incorporar nuevas y más saludables opciones a los menús infantiles que se ofrecen en las cartas. En la mayoría de los restaurantes que yo he visitado, la opción infantil consta de una combinación de diferentes fritos y postres procesados. La herencia que transmitimos a nuestros hijos no es estática, genética, también es dinámica y se forja día a día. Ambas están relacionadas. Jane Foster, de la Universidad de McMaster, lo sintetiza bien: «La microbiota es el puente entre la alimentación y la genética».

MICROBIOTA Y PSICOLOGÍA

Unas veces me siento
como pobre colina
y otras, como montaña
de cumbres repetidas.

Unas veces me siento
como un acantilado

y en otras, como un cielo
azul pero lejano.

A veces uno es
manantial entre rocas
y otras veces, un árbol
con las últimas hojas.

Pero hoy me siento apenas
como laguna insomne
con un embarcadero
ya sin embarcaciones,
una laguna verde
inmóvil y paciente

[...]

Estados de ánimo
Mario Benedetti

Sentirse colina o montaña también depende del puente entre el intestino y el cerebro. Gran parte de la información visceral que surge desde el intestino desemboca en estructuras subcorticales del cerebro, impactando en la dinámica neuronal de áreas involucradas en la emoción y el estado de ánimo, como son la amígdala, hipocampo, corteza cingulada y, más tarde, en la corteza prefrontal. Dada la neuroanatomía visceral era inevitable sospechar que la microbiota es un ingrediente esencial en la psicología. En el año 2011, el investigador Emera Mayer, de la Universidad de California, hizo una revisión de la literatura científica publicada hasta la fecha y, basándose en cientos de experimentos, aseguró que hay evidencias suficientes para confirmar que la microbiota intestinal regula la memoria y los sentimientos. Nacía un nuevo campo clínico y de investigación, la neurogastroenterología, es decir, la ciencia que relaciona las alteraciones digestivas con las psicológicas.

En una provocación, la Universidad de Cork describió la microbiota intestinal como parte de los sistemas inconscientes que influyen en el comportamiento. Según los autores, el organismo impacta como una estrategia o atajo heurístico más que como un procesamiento formal o lógico. Reconocida la influencia de la microbiota sobre el comportamiento, el paso obligado era manipular dicha microbiota para testar el impacto de cada población de bacterias sobre la conducta. Como siempre, los experimentos comenzaron con los sufridos roedores. Alterando su alimentación, se vio que aquellos animales con dietas ricas en lactobacilos resistían mejor el estrés que aquellos con déficit en esta bacteria. Se siguió estudiando y se vio que algunas de las bacterias intestinales sintetizan el aminoácido triptofano, precursor de la serotonina, el famoso neurotransmisor de la felicidad, fundamental para el bienestar. En el año 2007, la Universidad de Gales llevó a cabo un experimento, esta vez ya con seres humanos. Un grupo de personas ingirió una bebida clasificada como placebo, no contenía nada en particular, mientras que el otro grupo consumió una bebida láctea probiótica. Este último grupo experimentó una mejora en los niveles de estado de ánimo, estimada según unos cuestionarios diseñados por psicólogos. El efecto fue especialmente positivo en personas que en principio viven con desánimo y enfado. Su nivel de buen humor subió de manera drástica. Pasaron de ser los más bajos a los más altos en cuestión de humor. Esto suele observarse mucho en la investigación, los últimos serán los primeros. Años después se observó un resultado similar en personas con fatiga crónica: la ingesta controlada de probióticos aminoró la valoración del dolor repercutiendo en su calidad de vida. La influencia de algunas cepas de bacterias en el comportamiento humano, como la de *Lactobacillus*, indica que los probióticos podrían moderar el rendimiento cognitivo en los seres humanos, especialmente en los jóvenes. Este es un tema de acalorado estudio hoy en día, cuyos resultados podrán cerrar el debate en torno a los psicobióticos.

El estrés es un viejo conocido para la investigación; sin embargo, en los últimos años, se están descubriendo nuevas caras del que se ha denominado el enemigo número uno de la sociedad moderna. A quien esté interesado en las bases biológicas del estrés no puedo dejarle de recomendar leer, y sobre todo escuchar, al gran Robert Sapolsky. Ataviado, normalmente, con sus camisas hawaianas, este prestigioso profesor de la Universidad de Stanford reparte su tiempo entre el laboratorio de neuroendocrinología y las sabanas de Kenia. Años atrás despuntó por caracterizar la erosión que provoca el estrés crónico en el organismo. Hoy lo conocemos bien, el estrés crónico repercute en el sistema cardiovascular, digestivo, reproductivo, inmune, nervioso, endocrino..., es decir, ¡en todo! Además, el estrés altera el equilibrio del estado de la microbiota intestinal cuya composición y función se deteriora. William James nos recordaba que la mejor arma contra el estrés es nuestra habilidad para elegir un pensamiento frente a otro. Ahora podríamos añadir que otra buena arma contra el estrés es nuestra habilidad para elegir un alimento frente a otro. La microbiota también influye en la respuesta fisiológica frente al estrés. Veamos cómo. Ante la llegada de un acontecimiento estresante, el eje hipotálamo-pituitario-adrenal (HPA) induce la liberación de la hormona cortisol para dar lugar a una respuesta inmediata ante el estresor. Es importante que mi cuerpo se active si mi hija se acerca en bicicleta a la carretera; pero también lo hace, y debe hacerlo, si al sentarme en la mesa de la oficina tengo 100 mensajes que reclaman mi actuación rápida y eficaz. Reprochamos al cuerpo la respuesta estresante, olvidando que es lo que está acostumbrado hacer, o que no conoce otra estrategia para adaptarse a las circunstancias. En el caso de mi hija y su bicicleta, la respuesta del HPA es puntual. En el caso de la oficina, se produce una desregulación del HPA. En este caso, el sistema inmune sufre una supresión desadaptativa y la respuesta ante un acontecimiento clasificado como estresante perdurará más en el tiempo, lo que afecta al tracto gastrointestinal. Por ejemplo, en el síndrome de colon irritable la activación del HPA es más prolongada que en personas que no sufren esta alteración. El estrés afecta a la microbiota, pero al revés también. En un modelo animal se observó que los roedores sin microbiota presentaban mayor actividad del eje HPA en respuesta al estrés. El mecanismo de acción de la microbiota está, en este caso, vinculado a la regulación que ejerce sobre la morfología de las neuronas del hipocampo y amígdala, áreas fundamentales en la respuesta al estrés. No es el estrés lo que nos mata, sino nuestra reacción a él, apuntaba su descubridor Hans Selye. La Universidad de Ohio mostró que, cuando se somete a una situación estresante a animales, se produce una colonización de ciertos tipos de bacterias, que proliferaban sin control. Cuando los investigadores trataron el crecimiento bacteriano de las ratas estresadas se normalizó el nivel de inflamación, es decir, la respuesta inmune. La composición de la microbiota, es decir, qué bacterias dominan y cuáles son deficitarias, determina también la reacción del cerebro ante el inevitable estrés. Es curioso que cuando nos sentimos estresados o ansiosos, tendemos a consumir alimentos que acentúan dicho estrés: golosinas de colores, bollería rodeada de plásticos, bebidas que estallan en nuestra boca, o chocolates que nunca han visto el cacao. Es una de las situaciones en las que podemos aprender a familiarizarnos con los secuestros del cuerpo. El cuerpo no siempre pide lo que es mejor para él, sino lo que perpetúa su estado.

La microbiota también impacta sobre el comportamiento social, lo que involucra no solo al individuo y a sus relaciones más directas, sino a pueblos enteros. La universidad de Cambridge está estudiando la influencia de la gastronomía en las culturas. Un bello pero imposible proyecto, ya que en el último siglo hemos experimentado una globalización que ha afectado a la dieta. Podemos desayunar un café capuchino con un *croissant* en la lejana Xian o cenar *sushi* en el desierto de Texas. La dieta imperante es la occidental, rica en carbohidratos y alimentos procesados, lo que de alguna forma está también globalizando nuestras microbiotas. La microbiota intestinal de una persona de la fría Siberia rusa y la de un habitante del desierto de Atacama están más cerca hoy que las microbiotas de sus abuelos. Se ha llegado a sugerir que la diversidad de la microbiota intestinal puede estar relacionada con la estructura del cerebro, y que la evolución de ambos ha sido interactiva. Para poder medir las microbiotas originarias de cada cultura hay que viajar hasta terrenos respetados por la globalización. Así lo hizo un estudio realizado en diversos puntos del planeta, donde se observó que la microbiota occidental es menos diversa que la de los cazadores del desierto de Chihuahua, la cultura Hada de Tanzania, los pueblos Asaro y Suasi de Papua Nueva Guinea o los niños de Burkina Faso. Sus dietas son más cercanas a la época en la que se introdujo la agricultura y la ganadería hace unos 10.000 años. Hemos perdido diversidad en Occidente, lo que desde el punto de vista ecológico no sería favorable. Difícil de interpretar. ¿Estará relacionada la homogeneidad nutricional con la globalización del pensamiento? Aún queda lugar para los románticos, todavía no hemos perdido nuestros rasgos. Dentro de un mismo país, por ejemplo en

España, se han observado variaciones en la microbiota de diferentes provincias. Es más, se ha observado que un viaje intercontinental produce cambios significativos en la microbiota, reversibles al volver a casa, eso sí. Estos cambios son dependientes de la edad, debido a la pérdida de la diversidad con los años. Decía Francis Bacon que los viajes en los jóvenes son parte de su educación, y en los mayores son parte de la experiencia.

LA TIERRA

En uno de los pasillos del Museo de Historia Natural de Berlín se reta al visitante a distinguir entre un fragmento de cerebro y otro de intestino. Si tomamos una imagen de ambos y nos quedamos con una pequeña porción, será fácil perdernos entre sus pliegues, arrugas y tejido. No son tan diferentes. Ya estuvieron unidos en el desarrollo embrionario y ahora sabemos que también a lo largo de la vida. Los experimentos sugieren que el nervio vago media en la comunicación entre el intestino y el cerebro. Un nervio que vagabundea, de ahí su nombre, por el organismo recogiendo información que será transmitida al cerebro. Cuando la Universidad de Cork, en el sur de Irlanda, intervino a animales seccionándoles el nervio vago, observó que las alteraciones de la microbiota dejaban de tener impacto sobre la dinámica neuronal. Hemos visto en este capítulo que la microbiota, el complejo conjunto de microorganismos que habita en el intestino, influye en la función de áreas cerebrales que están involucradas principalmente en el aprendizaje y en las emociones. Quizás la vía más directa de autoridad intestinal sobre la dinámica neuronal sea a través de la regulación de los factores de crecimiento neuronal, aquellos que potencian la creación de conexiones entre las neuronas y, por tanto, que facilitan la consolidación de los circuitos neuronales que necesitamos para expresar la conducta. La microbiota formaría parte de los fertilizantes que abonan las redes neuronales. Tal visión invita a percibir el intestino, o sistema digestivo en general, como la tierra sobre la que germina el entendimiento. No es la semilla, ni será el fruto, pero sí será el caldo de cultivo de ellas. Una tierra que ha de ser labrada cada día, sabedores de su repercusión. Una tierra que debe recibir especial atención en la madre gestante, en la infancia, en aquellos en riesgo o padecimiento de alteración mental y en cada ser humano que pretenda la mejor versión de sí.

Insisto en que no hay que caer en la tentación de confundir la tierra con su fruto. Varios experimentos que hemos visto se basan en la manipulación de las condiciones. Por ejemplo, el equipo de John Cryan separó a las ratitas recién nacidas de sus madres, con el fin de estudiar el impacto del miedo y estrés sobre el organismo. Un pienso enriquecido en bifidobacterias mejoraba la conducta de las pequeñas e inofensivas ratitas huérfanas. Conclusión, la microbiota regula la depresión. Comprendo el entusiasmo, la euforia ante una nueva vía que se abre para poder paliar el sufrimiento, pero la orfandad no la cura solo una bacteria. No somos, por mucho que se diga, la suma de nuestras partes. El todo no es la totalidad. Parece claro, a la vista de los estudios, que la microbiota afecta a la depresión, y al estado anímico en general, pero la depresión no es la microbiota. Aunque, desde luego, disciplinas como la psicología o psiquiatría deberían hacerse eco de esta vanguardia científica e incluir en sus agendas el diseño de protocolos que incluyan la componente biológica, en particular la digestiva, para aminorar trastornos como la depresión, la ansiedad o el estrés, entre otros. La relación entre el intestino y el cerebro es simétrica, bilateral, por eso hay que ser cautos a la hora de establecer causas y efectos. El fruto no es la tierra, pero crece en ella.

Cuando hablamos de microbiota de inmediato relacionamos su impacto en la alimentación, aunque hemos visto que el intestino es una suerte de espejo que refleja el amplio estilo de vida que incluye no solo los hábitos nutritivos, sino también la actitud, el ejercicio físico, la medicación y el entorno. Conocedores de la relación inseparable de la mente y el cuerpo, la medicina de la Antigua Grecia resaltaba la importancia de la dieta, *díaita*, que concebían no como un listado de recetas culinarias, sino como un estilo de vida curativo y preventivo basado en la relación con la vida. Aunque el intestino estampa y disemina las costumbres en el cuerpo, hay que reconocer que microbiota y alimentación están fuertemente vinculadas. La dieta representa la tradición biológica, social, ecológica y política de un pueblo. En los tratados sobre la dieta del *Corpus hippocraticum*, se mencionan sugerencias sobre alimentos, *sita*, bebidas, *potá*, y ejercicios, *pónoi*, que se adecuan a las estaciones del año. También se hace mención a los ayunos, masajes y baños como elementos fundamentales para la salud física y mental. Jenófanes, el filósofo griego que más reflexionó sobre el elemento tierra, nos recordaba que el ser humano se mimetiza con el entorno, y crea a sus dioses con la tierra de la que está hecho. Según la escuela de Hipócrates, los cambios en los hábitos debían ser graduales y realizados en el momento oportuno, *kairós*. Se instaba al paciente a tomar consciencia de la relevancia del equilibrio de sus costumbres y, por tanto, se instruía a los médicos para que sus sugerencias no fueran aceptadas por el paciente como un acto de obediencia, sino de comprensión. Esto es importantísimo. En este punto se ensalza el esfuerzo, la preparación y la disciplina, *askesis*, para la reeducación de sus hábitos. En el *Corpus hippocraticum*, «la dieta es una elección de vida». Era impensable, en la medicina de hace más de 2000 años, que un médico o curandero guiase un hábito, por ejemplo el nutricional, sin siquiera mencionar los demás, por ejemplo, el ejercicio físico. El volumen de información que hemos acumulado hasta hoy ha llevado a una inevitable especialización que tampoco debemos abandonar. Pero quizás lo que sí podría cambiar es la organización de la clínica, donde pasemos de visitar a un especialista a ser visto por un equipo cuyas miradas cierren el círculo de la medicina integral. Ya lo decía Maslow: «quien solo tiene un martillo cree que todos los problemas son clavos». No es infrecuente oír que esto o aquello lo cura todo. Ninguna catedral se apoya en una sola columna. Equilibrio era la palabra clave para la medicina griega. A partir de ese momento, la enfermedad dejaba de ser un antojo de los dioses y pasaba a considerarse el fruto de la relación entre el hombre y su medio. La medicina moderna, que hoy globaliza el mundo, tenía su origen en el equilibrio del ser humano con la vida. «La armonía en su cuerpo con el fin de lograr un equilibrio en su alma» , escribe posteriormente Platón.

La tierra sobre la que caminamos, un cuento escuchado en un larguísimo viaje en autobús desde San Cristobal de las Casas a la ciudad de Guatemala.

Ixchel, la diosa maya de la luna, la medicina y la gestación, se levantaba cada mañana antes del amanecer para arar la tierra sobre la que caminaba. Lo hacía temprano, antes de que saliese el sol, para labrarla cuando aún estaba bañada por el rocío, y todavía no había sido agitada por el calor del día ni amasada por los pies de sus vecinos. Sabía que la tierra hay que labrarla cuando está serena. Ella no se preocupaba de sembrar, tan digna fecundación se lo dejaba a los frutos caídos de los árboles; pero sí se ocupaba de gestar. Y también se ocupaba de cosechar, siempre al compás de los ciclos de la luna. Ixchel cuidaba la tierra con el mimo de su lluvia. Su pueblo la veneraba. Acudían en canoas por las playas para honrar su sustento. Pero cierto día, Ixchel fue vista con un conejo entre las manos. El pueblo, aterrado, se refugió en sus casas, haciendo acopio de reservas, de munición ante una sequía anunciada. Sabían que aquel animal era portador de desdicha. El conejo siempre había simbolizado el abandono de uno mismo. Ixchel y su inseparable conejo no solo dejaron de labrar la tierra, también la contaminaron, arrojaron truenos, vendavales y hasta la pisotearon. La tierra, una vez fértil en ricos frutos, siguió creando. Esa es su naturaleza. Pero esta vez daba a luz malas hierbas, amargas hortalizas y vegetales insomnes. El pueblo hambriento comenzó a comerlas. Las guerras, la avaricia, la desolación invadieron el pueblo. Un día Ixchel, aprovechando el descuido del cegador conejo, observó su tierra y volvió a mimarla. Solo se puede amar lo que se conoce, solo se ama lo que se cuida.

Capítulo 4
LA RESPIRACIÓN

SISTEMA RESPIRATORIO

Respirar es un proceso vital que llevamos a cabo alrededor de 500 millones de veces a lo largo de la vida. Cada hora intercambiamos gases con el entorno unas 900 veces, lo que supone una frecuencia de 15 respiraciones por minuto en una persona adulta. Ante una situación de estrés, miedo, o durante el ejercicio físico, esta tasa sube hasta a unas 25 o 50 respiraciones por minuto. Sentados en la orilla del mar o acostados para iniciar el sueño bajamos a 6 ciclos por minuto. La respiración se adapta, en cada momento, a nuestra experiencia porque es ella en sí misma la experiencia.

Cada vez que inspiramos entra a nuestro cuerpo aire rico en oxígeno. Puede hacerlo por la cavidad nasal, las fosas derecha e izquierda, o por la boca. El aire sigue su recorrido por la faringe y laringe hasta llegar a la tráquea, hasta culminar en los alveolos, donde sucede el verdadero proceso de intercambio gaseoso en los pulmones. Nuestros dos pulmones están dentro de la caja torácica, resguardados por las costillas y escoltando a ambos lados el corazón. Precisamente, la posición del corazón limita el tamaño del pulmón izquierdo, que es ligeramente más pequeño que el derecho. La tráquea, por la que llega el aire, se bifurca en dos grandes ramas llamadas bronquios, que se ramifican en bronquíolos más estrechos. Como en las ramas de los árboles. Cada bronquíolo acaba con un florecimiento de diminutos sacos de aire conocidos como alvéolos. Paseando un frío otoño por Praga sonreí al ver el cartel de una exposición sobre la anatomía del cuerpo humano. Ambos pulmones se representaban como dos piezas de brócoli. Metáfora muy acertada, en mi opinión. Los diminutos alvéolos pulmonares son los que realizan la operación de intercambio de gases. Tenemos aproximadamente unos 200 millones de alvéolos al nacer, cantidad que se duplica en los adultos. Esto supone una superficie respiratoria de 200 metros cuadrados, 100 veces más que la superficie de la piel. El contacto con el exterior es mayor desde dentro. En los alvéolos, el oxígeno presente en el aire inspirado se dirige al torrente sanguíneo a través de los capilares que recubren los alvéolos, que lo llevarán hasta el corazón. En su bombeo, el corazón llevará esa sangre oxigenada al resto del cuerpo, a la vez que recoge la sangre cargada de dióxido de carbono y la lleva a los pulmones para su expulsión en la espiración. Respirar es un proceso de purificación. Aquí coincide la ciencia con la espiritualidad. En cada espiración liberamos unos 25 trillones de moléculas de oxígeno. Gran generosidad y responsabilidad la nuestra con el aire que inspirarán los demás.

No se puede hablar del sistema respiratorio sin mencionar el diafragma, una bóveda que separa la cavidad torácica de la abdominal. Desempeña las labores de un dique y de una presa a la vez. El diafragma dota de mayor potencia a los pulmones al arrastrarlos hacia abajo y distenderlos, aumentando así considerablemente su capacidad. En la inspiración, los músculos intercostales se contraen, las costillas se elevan, el diafragma tira de los pulmones hacia abajo y aumenta el volumen de la caja torácica. El

aire entra en los pulmones. En la espiración, los músculos intercostales se relajan, las costillas bajan, el diafragma sube, la caja
torácica recupera su volumen y el aire sale de los pulmones. La
belleza de la ingeniería anatómica.

Según la capacidad que se calcula que podría tener el sistema respiratorio y lo que realmente hacemos, nos lleva a pensar que nuestra habilidad para respirar deja bastante que desear.
Somos más bien torpes, o, amablemente, diremos que no sabemos extraer todos los beneficios que nos supondría una buena
respiración. La historia de la humanidad está repleta de textos
y menciones a este arte que parece resistirse. El faraón Unis del
Antiguo Egipto, que gobernó unos 2.300 años antes de Cristo,
fue el primer mandatario en cuya tumba se escribieron los *Textos
de las Pirámides*. Iniciaba así una tradición que perduró hasta el
final del Imperio Antiguo. Estos textos son un agregado de más
de 300 declaraciones con conjuros, cantos y ruegos cuya finali-
dad era la de orientar al faraón en el *Duat*, un inframundo de la
mitología egipcia por donde deambulaba el difunto hasta llegar
al juicio de Osiris. Pintado en las paredes de la cámara de su pirámide se podía leer el *Himno Caníbal*, un desconcertante texto
que recoge los rituales por los que Unis se apropia de los pode-
res de los dioses. En sus líneas se puede leer: «Unis se alimenta de los pulmones de los sabios». La cultura egipcia, además de
entronizar el corazón, fue una de las primeras en reconocer la
importancia de los pulmones, órgano que embalsamaban junto a
las vísceras más importantes del cuerpo. Esos órganos se guar-
daban en los vasos canopos, unos recipientes de alabastro co-
ronados por una cabeza antropomórfica o de un animal. En un
guiño a la relación entre la mente y el cuerpo, estos vasos tenían
como objetivo mantener la apariencia del cuerpo del difunto, lo
que aseguraba la inmortalidad del *ka* o espíritu. Este vaso antro-

pomórfico sin extremidades se introducía en una caja de madera y permanecía protegido por una diosa. Podía ser Isis, Neftis, Selkis o Neit. El vaso estaba orientado de forma que el hígado quedase al sur, los pulmones al norte, los intestinos al oeste y el estómago al este. La conexión del ser humano con el cosmos estaba muy presente en sus creencias. Uno de los textos funerarios del Antiguo Egipto es el *Libro de las Respiraciones*, que redactó inicialmente Isis para su hermano Osiris y que actualizó el dios Toth, señor de la sabiduría. Sus enseñanzas se leían en los funerales para poder instruir al difunto en el arte de volver a respirar, e invitar al aliento vital en su camino de transición. En la versión inicial de Isis se propone que sabiduría, longevidad y respiración son el trípode en el que se apoya la libertad. El intento de Isis de vivificar el alma de su hermano se apoyaba en la creencia egipcia de que la estructura cavernosa de los pulmones simbolizaba un viaje hacia la transformación interior. La inspiración era conocida en el valle del Nilo como «aliento de vida», mientras que la espiración era el «aliento de muerte». Curiosamente, los egipcios involucraban a los oídos en el sistema respiratorio, creyendo que el «sonido de la vida» entraba por la oreja derecha y el «sonido de la muerte», por la izquierda. ¡Plantearse que respiramos por las orejas no sería una revolución científica, rozaría lo escandaloso en nuestros días!

LA NARIZ

En cada inspiración, el aire debe acomodarse a nuestro cuerpo, calentándose y humedeciéndose. Pero este proceso es diferente si la inspiración se hace por la cavidad oral, la boca, o por las fosas nasales, la nariz. Desde cualquiera de esas dos entradas, el aire desciende por la garganta a través de la faringe, laringe y tráquea hasta que llega a los pulmones. Sin embargo, ya en este paso inicial sabemos que la respiración nasal tiene ventajas sobre la bucal. La nariz prepara el aire para que pueda penetrar de forma saludable en el cuerpo. La cavidad nasal podría definirse como un filtro fisiológico compuesto por las vibrisas, o pequeñas vellosidades, y la mucosa. Estos elementos obstaculizan la entrada de las partículas patógenas que contiene el aire inspirado. Una vez filtrado el aire, este se humedece gracias a las glándulas de las paredes de las fosas nasales y es calentado debido a la temperatura más elevada de los vasos sanguíneos. La respiración nasal supone un proceso de calentamiento, humificación y limpieza del aire inspirado. Un paseo en una tarde de invierno suele ir acompañado de un incómodo moqueo que disimulamos con la bufanda. La entrada del aire frío choca con el aire calentado por nuestros pulmones y se produce una vergonzosa condensación en nuestra nariz. Al contrario, en verano, ante un sol deslumbrante estornudamos. Fenómeno tan sorprendente como su nombre: estallido helio-oftálmico autosómico. La nariz es, aunque no lo parezca o no lo queramos reconocer, una de las partes más importantes de nuestro cuerpo. Ese moqueo o estornudo son solo anecdóticos ejemplos de las faraónicas funciones que tiene esta pirámide. Respirar por la boca o por la nariz posee consecuencias muy diferentes para el cuerpo. Ya en el jasidismo, filosofía mística fundada en el siglo XVII sobre el judaísmo, se asociaba la boca al aspecto más humano, de la raíz hebrea *hei*, y la nariz al espiritual, por la letra *alef*. Los beneficios de la respiración nasal no están presentes en la inspiración bucal. Cuando el aire penetra por la boca, no existe ningún proceso de calentamiento o filtrado. Los patógenos presentes en el aire impactan sobre las amígdalas y adenoides que, saturados por el gran trabajo de limpieza que supone la respiración bucal, se inflaman. Una de las consecuencias indirectas de esta inflamación es, por ejemplo, los frecuentes atragantamientos. Respirar por la boca es un hábito que hemos adquirido y que, al menos en términos inmunes, representa un peligro para la salud. Gran parte de la población es respiradora oral, muchas veces como consecuencia de una inflamación u obstrucción ante la cual el cuerpo se adapta adquiriendo la respiración bucal frente a la nasal. En la mayoría de los casos, esta adaptación comienza en la infancia y el hábito se instala en la persona sin darse cuenta. Y de ello doy buena cuenta. Cuando comenzamos los experimentos en el laboratorio para medir la influencia de la respiración sobre el cerebro, muy pocos de los participantes sabían decir si respiraban por la boca o por la nariz. La mayoría de nosotros, entre los que me incluyo, no nos habíamos detenido a observar cómo es nuestra respiración durante el día o en diferentes situaciones. Con vergüenza reconocí que sabía resolver una ecuación diferencial, pero no sabía por dónde respiraba. ¡Un aplauso al sistema educativo y otro para mí! Existen situaciones en las que la respiración bucal es adecuada, pero ante una situación de reposo sería aconsejable respirar de forma habitual por la nariz. Cabría proclamar aquí una llamada a la precaución ante el reto de reeducar los hábitos respiratorios. No respiramos por la boca porque el cuerpo albergue cierta torpeza o maldad, es la mejor respuesta que podría dar ante situaciones como inflamaciones, constantes resfriados, alergias o congestiones. Suprimir la respuesta no suprime la causa.

Uno de los grandes maestros del relato no solo de la literatura japonesa, sino universal, es Akutagawa Ryunosuke, nacido en Tokio en 1892. Tiene un cuento llamado *La nariz*.

No había nadie en Ike-no-o que no conociera la nariz del monje Zenchi Naigu. Así comienza un relato donde Ryunosuke describe con dulzura e intimidad la atormentada vida de un monje budista cuya nariz pendía desde el labio superior hasta la barbilla. Avergonzado de sentirse preocupado por su aspecto, Naigu fingía indiferencia. Las constantes miradas y risas habían levantado lentamente un frío muro que escondía su herido orgullo. Un muro lo suficientemente fuerte para contener la rabia sentida cuando alguno de sus discípulos sostenía su prominente nariz en el almuerzo. En un acto entre la compasión y la repugnancia, sus alumnos le incitaron a visitar a un médico chino encargado de los oficios de los difuntos en el templo de Choraku-ji. Aliviado por no ser él quien tomase la iniciativa que desvelase su vergüenza, Naigu aceptó someter su nariz a unos baños de agua hirviendo y pisotones nasales. En un día, su nariz había encogido, alcanzando por primera vez un tamaño digno. Pero como todo trauma no resuelto, su miedo se disfrazó esta vez de la incertidumbre de no saber si su nariz volvería a alargarse. Ya estuviera recitando los *sutras*, paseando, o comiendo, se llevaba constantemente la mano a su nariz para comprobar que no había vuelto a su engorroso tamaño. Naigu se había convertido en un hombre irascible e iracundo, y las risas de sus compañeros eran más descaradas que nunca. El monje añoraba su larga nariz. Sentado en el jardín del templo en una ventosa tarde, Naigu se dio cuenta de que había enfermado por querer acortar su nariz. Inspiró profundamente y, quién sabe cómo, su nariz recuperó su tamaño natural. Naigu podía volver a ser él mismo. «De ahora en adelante, seguro que ya nadie se reirá de mí», murmuró Naigu entre dientes mientras dejaba que la brisa de una mañana otoñal meciera a sus anchas su larga nariz.

EL OLFATO, EL SENTIDO DE LA MEMORIA

Además de preparar el aire para su entrada en el cuerpo, la inspiración nasal activa inevitablemente el sentido del olfato. El científico John McGann aseguró con acierto en la revista *Science* que es una idea errónea calificar el olfato humano como pobre. Este mito nació en el siglo XIX junto a la neuroanatomía que localizaba las funciones del ser humano en su cerebro. En 1824 nació, en la ciudad francesa de Burdeos, Paul Pierre Broca. Como niño superdotado que era comenzó la carrera de medicina en la adolescencia y concluyó sus estudios en tres años. No contento con estudiar dos cursos por año, se licenció también en literatura, matemáticas y física. Bien podría haber sido un alumno de la escuela de Hipócrates o Avicena. A sus 24 años coleccionaba medallas y premios otorgados a su labor investigadora. Ya como profesor en la Universidad de París, sus estudios permitieron localizar en el cerebro las regiones más involucradas en las funciones cognitivas. Por ejemplo, el lenguaje se localizó en unas coordenadas hoy llamadas área de Broca por ser la región cerebral más activa durante el lenguaje. Su inteligencia y ansia de conocimiento destacaban tanto como su generosidad, compasión y honestidad. Fundó una asociación de librepensadores y dedicó parte de su escaso tiempo libre a ayudar a capas poco favorecidas de la sociedad. Tal hombre es uno de los padres de la cirugía cerebral. Su trabajo, como el de otros neuroanatomistas, ha permitido parcelar el cerebro según sus funciones. Aunque hoy se considera que el cerebro es una red y que ninguna región tiene la exclusividad de una función, se sigue hablando de las regiones con más responsabilidad en las diferentes habilidades. Por eso en este libro siempre expreso que tal zona es la más involucrada en tal función. Los trabajos de los neuroanatomistas del siglo XIX sirvieron también para cuantificar la importancia de ciertas partes del cerebro y, por tanto, de sus funciones. Se cometió el error de pensar que las zonas más grandes eran más importantes. El principal afectado por esta asociación fue el olfato. El área cerebral más destacada en este sentido, llamada bulbo olfativo, representa el 0,01% del volumen cerebral. Así, personajes como el psicoanalista Freud, el naturalista Von Humboldt o el filósofo Kant no tardaron en afirmar que el olfato no proporciona conocimiento al ser humano. El sentido del olfato se despreció y olvidó. Sin embargo, los investigadores actuales están devolviendo el protagonismo al olfato, aunque de momento hay más debate que respuestas.

El científico Noam Sober, de la Universidad de Israel, ha llevado a cabo curiosos experimentos para demostrar que nuestro olfato es un sentido infravalorado que reclama su protagonismo. En el año 2005 reunió a un grupo de más de 30 voluntarios en el campus de la Universidad de Berkeley, en California. Escondió un hilo bañado en chocolate entre el césped. Les tapó las orejas y los ojos. Lo único que debían hacer los participantes era gatear por el césped y husmear, olfatear. Sober y sus colegas querían testar si las personas son capaces de identificar un olor sutil y seguir su rastro. Casi el 75% de los voluntarios consiguieron hacerlo igual que lo hubiera hecho un perro. Lo curioso es que las personas, una vez concluido el experimento, dijeron no haber sentido ningún olor a pesar de haber seguido fielmente el hilo. La imaginación de Sober no acabó ahí. Volvió a reclutar a un conjunto de participantes a los que fue presentando por parejas mientras eran grabados con una cámara oculta. Unos y otras se estrechaban las manos en el saludo. Los vídeos mostraron que cuando damos la mano a alguien, instantes después y de forma no consciente, nos llevamos la mano a la nariz. Ese movimiento involuntario e inconsciente de la mano coincide con la inspiración. Brazo y pulmones se coordinan para coincidir. ¡Bellísimo! Pero los resultados fueron más allá. Si estrechamos la mano a personas de nuestro mismo género, nos olemos la mano derecha, aquella que hemos usado como contacto con la otra persona. Queremos oler, o analizar, al otro. Esto sucedía tanto en hombres como en mujeres, heterosexuales. Pero si saludamos a una persona del género opuesto, nos olemos la mano izquierda, portadora de nuestro propio olor. Sober postula que queremos escuchar, esta vez con la nariz, las emociones que esa persona ha despertado en nosotros. Hoy este hábito se está perdiendo porque nuestras limpias manos ya no son portadoras de información. ¡Cuántas parejas se han perdido en el camino por culpa del gel hidroalcohólico! Así es, evolutivamente hablando el olfato ha sido un gran aliado en la búsqueda de pareja, aliado que ha sido desterrado por jabones, desodorantes y perfumes. Una vez consolidada la pareja, las hormonas y la fertilidad siguen su curso inseparable. El olfato es también dependiente de las variaciones hormonales, especialmente en la mujer. Algunos autores han señalado que la sensibilidad olfativa se incrementa en los periodos de posible reproducción, siendo más aguda entre la ovulación y el inicio de la siguiente menstruación.

El olfato es un sentido que contribuye al desarrollo del niño, incluso antes de nacer. En el desarrollo embrionario se considera que el sistema olfativo del feto está maduro a los 5 meses de gestación. A partir de ese momento, el futuro bebé puede reconocer aromas y gustos libres en el líquido amniótico, en el vientre de su madre. Para añadir aún más presión a las mamás, se han detectado compuestos olorosos de la dieta de la madre en el líquido que rodea al feto. Entre otros, el olor del ajo, comino, *curry* o de una simple zanahoria llegarán hasta el pequeño. La responsabilidad no acaba con el parto: los aromas de la dieta materna se transfieren tanto al calostro como a la leche. En la década de los setenta se comenzaron a estudiar las preferencias olfativas de los bebés. Steiner, en la Universidad de Israel, mostró que hay olores innatos más agradables que otros. Sin embargo, casi medio siglo después se mostró que los olores que adquiere el niño en sus primeros meses van a tener una asignación emocional determinante. Experimentos realizados en el año 2006 reflejaron que la crema que se aplica la madre en su seno durante las primeras semanas de vida del bebé marcará su preferencia por ese olor. Más presión aún. Jugosa información para la industria.

Si la nariz es una pirámide que nos permite acariciar lo divino, como decían los egipcios, también podríamos decir que es un templo donde se conoce y reconoce. Cuando olemos una flor, la propiedad volátil de sus sustancias permite que las moléculas odoríferas penetren en la nariz, donde son captadas por unas células receptoras situadas en la mucosa nasal. Tenemos unos 25 millones de ellas. Dichos receptores traducen esa información en actividad eléctrica que será transportada por los nervios, en este caso los olfativos. Ahí es donde comienza su camino hacia el cerebro. A diferencia de los demás sentidos, como la vista, el oído, el tacto y el gusto, el olfato sigue un solo recorrido. Es el único sentido que no pasa por el tálamo, el gran distribuidor de la información. La primera estación cerebral del olfato es el bulbo olfativo. Esta pequeña área del cerebro tiene importantes implicaciones en la depresión, el miedo o el estrés. Es una zona que habría que mimar más. Hoy se sabe que la tristeza y la depresión repercuten también en el sistema olfativo, y se han identificado alteraciones en las áreas cerebrales vinculadas a la percepción de este sentido. Concretamente, se ha constatado, en estudios animales y en humanos, que los estados melancólicos producen atrofia, disminución del tamaño, del bulbo olfativo. Los experimentos realizados en ratones muestran que la extirpación parcial o completa del bulbo evoca en los animales síntomas semejantes a la depresión. La explicación anatómica es que el bulbo olfativo está estrechamente conectado a la amígdala, área de especial relevancia en la gestión de la emoción. La influencia que ejerce el bulbo sobre el complejo amigdalino es inhibitoria, es decir, de contención de su actividad. Al disminuir el tamaño del bulbo crece la irascibilidad de la amígdala. La conexión entre el bulbo olfativo y la amígdala tiene también una función protectora. Ante el estado de miedo o peligro se acentúa nuestra capacidad de reconocimiento olfativo, y ciertos olores conllevan una instantánea reacción de ansiedad o huida. Lo contrario también es válido, ciertos olores nos calman y envuelven en una nube de bienestar. Cada vez que vaya a hacerse un masaje, no debe centrarse solo en las plácidas sensaciones que le proporciona su sistema táctil, de eso ya se encarga la corteza somatosensorial. Céntrese también en los aromas que le llegan si la persona que hace el masaje emplea aromaterapia en su técnica. Un estudio del año 2014 midió los niveles de estrés presente en el sistema endocrino ante un solo masaje y observó una disminución.

Se ha constatado que las personas que han sufrido una depresión y han sido tratadas con éxito recuperan el tamaño de su bulbo olfativo, es decir, se restaura el papel de dique de contención de la expresión emocional, regulada por la amígdala. Por ello, algunos autores de diferentes países están desarrollando protocolos clínicos que permitan diseñar medidas basadas en el olfato para diagnosticar o para predecir el desarrollo de alteraciones. Precisamente, la enfermedad de Alzheimer suele conllevar la pérdida del olfato en las primeras etapas de desarrollo de esta forma de demencia. Dada la gran evidencia científica que vincula ya el olfato a la cognición y su deterioro con la edad, el Centro de Investigación de Dresden, en Alemania, hizo un estudio para testar el papel terapéutico del entrenamiento del olfato. El grupo del doctor Thomas entrenó a un grupo de casi 100 personas de entre 50 y 84 años para reconocer 4 tipos de aromas: citronela, eugenol, eucalyptus, y fenylethyl alcohol. Por la mañana y por la noche, los voluntarios debían oler y aprender a identificar el olor de la lima, el clavo, el eucalipto y la rosa. Un entrenamiento y entretenimiento nada despreciables. Después de 5 meses no solo su sistema olfativo había mejorado, también su estado de ánimo, según mostraron los análisis estadísticos de los correspondientes cuestionarios psicológicos. Pero el objetivo de este estudio era testar el papel protector del olfato en la cognición. El entrenamiento olfativo produjo una mejora en sus niveles de memoria y capacidad lingüística, estadísticamente mejor que realizar sudokus. El estudio hecho en Dresden concluía que entrenar el olfato mejora la edad cognitiva. La historiadora y antropóloga Annick Le Guérer, una de las mayores expertas del mundo en el estudio de los aromas, define el olfato como el sentido de la memoria. No le faltan razones, al menos científicas. En el año 2021 se publicó un estudio que constataba por primera vez esta afirmación, desde el punto de vista anatómico. Un consorcio de universidades americanas y chinas llevaron a cabo unos complejos experimentos en los que midieron la actividad neuronal para averiguar cuál de los sentidos de la exterocepción está más conectado al hipocampo, el área cerebral más involucrada en la memoria. Descubrieron que era el olfato.

Ahora olía que era un ser humano. Su sudor era tan fresco como la brisa marina, el sebo de sus cabellos, tan dulce como el aceite de nuez, su sexo olía como un ramo de nenúfares, su piel, como la flor de albaricoque, y la combinación de estos elementos producía un perfume tan rico, tan equilibrado, tan fascinante, que todo cuando

Grenouille había olido hasta entonces en perfumes, todos los edificios odoríferos que había creado en su imaginación, se le antojaron de repente una mera insensatez. Centenares de miles de fragancias parecieron perder todo su valor ante esta fragancia determinada. Se trataba del principio supremo, del modelo según el cual debía clasificar todos los demás. Era la belleza pura.

El perfume, de Patrick Suskind.

CONTROL CEREBRAL DE LA RESPIRACIÓN

En un año respiramos más de 7 millones de veces. Nos sorprendería saber el bajo porcentaje de respiraciones de las que somos conscientes o hemos controlado a voluntad. Somos más respirados que respiradores. Aunque la respiración sea uno de los pocos procesos fisiológicos que podemos dirigir libremente, es, en su mayoría, un proceso automático o no consciente. ¡Y menos mal que es así! El control voluntario de la respiración requiere de una fuerte atención, ahí reside la potencia de la meditación. Pero si tuviéramos que guiar el proceso de la respiración constantemente, no podríamos hacer otra cosa. Se hace sin nuestra intervención consciente. ¡Qué sabia es la naturaleza que nos aparta de vez en cuando! Para realizar la respiración automática, las neuronas motoras somáticas de la médula espinal transportan las órdenes tomadas en el centro de control automático de la respiración, situado en el tronco del cerebro. Si las órdenes se han tomado en el bulbo raquídeo y protuberancia, dentro del tronco, la respiración es automática. Al contrario, si las órdenes las toma la corteza frontal, la respiración será moldeada voluntariamente. Todo depende de la jerarquía.

La mayoría de las respiraciones son involuntarias, por tanto, controladas desde el tronco del encéfalo. Allí hay varias estaciones que van determinando la naturaleza del patrón respiratorio. En primer lugar está el centro neumotáxico, que regula la inspiración. Una leve señal neumotáxica supone el llenado de los pulmones. Le sigue el centro de apneas, situado en la región inferior de la protuberancia del tronco encefálico. Estimula la inspiración y marca su finalización. Finalmente está el centro de control del ritmo, en el bulbo raquídeo. Este centro es el responsable principal de la frecuencia respiratoria. Entre estos tres centros ocurre una elegante coreografía neuronal en la que las neuronas encargadas de la inspiración se acompasan con las de la espiración. Como un preciso péndulo de alternancia de funciones: inspiro, espiro, inspiro, espiro. Así 15 veces cada minuto. Los tres centros reguladores de la respiración se coordinan entre sí en cada instante para dar respuesta a un mundo cambiante. Ante la llegada de un susto, por ejemplo, la coreografía se acelera, como una película a cámara rápida. Pero la respiración no es un reloj que sigue fielmente su paso o lo que acontece en el exterior, atiende también a los niveles de oxígeno, dióxido de carbono y del pH de la sangre que le proporcionan los receptores situados en las arterias. El cerebro integra en cada momento hasta los cambios más sutiles que ocurren dentro y fuera del cuerpo y, según ellos, responde. Cuando la concentración de dióxido de carbono es elevada, el cerebro coordina una respiración más profunda y frecuente. Cuando dichos niveles descienden, la dinámica neuronal correspondiente se encargará de aminorar la marcha y recuperar el ritmo respiratorio. La sensación desagradable al retener la respiración está provocada no por la falta de oxígeno, sino por la acumulación de dióxido de carbono. Parece que nos molesta más la suciedad que la ausencia de riqueza.

EL CEREBRO RESPIRA

Iniciamos ahora un viaje por uno de los temas más fascinantes de la investigación actual: la influencia de la respiración sobre el cerebro. Hasta hace pocos años, esta sentencia hubiera sido objeto de crítica y negación por parte de la comunidad científica. La idea más aceptada en la academia era que la respiración se hace eco de los procesos cognitivos y emocionales, pero no se le otorgaba ningún papel regulador de estos, solo recibía órdenes. Era un súbdito fiel del cerebro. En la última década, esta idea ha dado un giro revolucionario apoyándose en las evidencias neurobiológicas de la influencia que tiene el patrón respiratorio sobre la dinámica neuronal de estructuras cerebrales involucradas no solo en el procesamiento olfativo, sino en aquellas áreas de gestión cognitiva y emocional. La alternativa que ha ido ganando peso es la de considerar la respiración como una de las entradas que más impacta sobre el comportamiento. Además, a diferencia del resto de los órganos, la respiración es el proceso al que tenemos acceso de forma más directa, algo que nos intimida. A día de hoy se dedican muchos más esfuerzos al estudio de la relación entre el cerebro y el intestino o el corazón que a la influencia de la respiración sobre la dinámica neuronal. El número de artículos científicos sobre las secuelas biológicas del estrés se mide en millones. El número de artículos científicos sobre el impacto de la respiración en el cerebro no supera los 10.000. Números que invitan a reflexionar sobre nuestras prioridades.

Establecer que la respiración influye sobre la dinámica neuronal no ha sido tarea fácil. Uno de los argumentos más utilizados por el cerebrocentrismo se apoyaba en la distribución del sistema vascular. Según aquellos que niegan que la respiración influya sobre la respuesta cerebral, los cambios neuronales que se producen al respirar se deben a que el sistema vascular transporta la sangre limpia en cada inspiración y las neuronas bajo los vasos sanguíneos se activan ante la llegada de alimento. Sin embargo, paradójicamente, los argumentos para defender la influencia de la respiración en la dinámica neuronal y contestar a esta negación también se apoyaban en la distribución del sistema vascular. Si fuera así, y los cambios neuronales que se observan al respirar son solo debidos al flujo de sangre, se observarían cambios en todas aquellas regiones del cerebro bañadas por el sistema vascular, es decir, en todo el cerebro. Pero no es así: no todas las áreas del cerebro están influenciadas por la respiración. Identificar la topografía o neuroanatomía de la respiración fue una batalla decisiva y ganada.

Cuando estudiemos el cerebro humano en los laboratorios de investigación, deberemos hacerlo usando lo que se llaman técnicas no invasivas, es decir, que midan la actividad del cerebro sin invadir el cuerpo humano, sin hacer daño. Antes de comenzar a experimentar, los investigadores dedicamos meses a reclutar a los participantes que voluntariamente se someterán a las mediciones. En general, son estudiantes de la universidad a la que pertenece el laboratorio, familiares y amigos y, si tenemos suerte, personas que responden a los llamamientos por las redes sociales. Una vez seleccionados, los generosos voluntarios son interrogados acerca de su estilo de vida, salud cognitiva, estado emocional y hasta nivel socioeconómico. Todo influye y todo debe controlarse, en la medida de lo posible. Conocido hasta el más mínimo detalle de su psicología y bolsillo comienzan las mediciones biológicas, las que deben ser no invasivas. En un laboratorio de investigación con seres humanos, no se puede abrir la cabeza, toda medida debe realizarse sin causar ningún daño. Las técnicas de neuroimagen que se emplean en los laboratorios miden la actividad cerebral desde fuera de la cabeza, sin tocar al paciente. Esta respetuosa y obvia medida nos deja con la miel en los labios, ya que no podemos medir lo que sucede dentro. Debemos medir desde fuera. El cráneo marca una ética frontera. Sin embargo, a veces las condiciones clínicas de los participantes nos permiten adentrarnos en las profundidades del cerebro. Esto sucede, por ejemplo, en pacientes epilépticos que deben someterse a una intervención quirúrgica. Solicitado el permiso, se aprovecha la incisión para medir la dinámica cerebral *in situ*. Esta técnica se llama registro intracraneal. Es un privilegio, ya que ofrece una medida directa del comportamiento neuronal. Es como observar al pudoroso cerebro al desnudo. Dese cuenta de que el cerebro es el órgano más custodiado de todo el cuerpo. Los primeros estudios sobre la neuroanatomía de la respiración se han realizado en dichas intervenciones. De esta forma, se han identificado las áreas cerebrales exactas que están bajo la influencia de la respiración, que, como decíamos, no es todo el cerebro.

En estos experimentos llevados a cabo en las universidades de Chicago, Illinois y Nueva York se midió simultáneamente la respiración del paciente intervenido y su actividad cerebral. De esta forma se estimó matemáticamente el grado de acoplo o coherencia entre ambas. La pregunta era: ¿están relacionadas la respiración y la dinámica de las neuronas?, ¿cómo de fuerte es? Las medidas de coherencia entre la dinámica neuronal y respiratoria han permitido establecer una clasificación de áreas según su dependencia del patrón respiratorio: corteza orbitofrontal (18,4 %), giro precentral (17,9 %), ínsula (17,8 %), área temporal superior (14,6 %), y amígdala (10,2 %). Se cuantificaba así, con registros intracraneales, la modulación que ejercía el ciclo respiratorio sobre la actividad cortical y límbica. El grupo del profesor Willem Huijbers añadió, en el año 2014, una nueva área a la lista de regiones cerebrales influenciadas por la respiración. En un elegante diseño experimental, los investigadores midieron la actividad hemodinámica en participantes que respiraban de forma natural para compararla con la actividad cerebral mientras contenían la respiración. Sus experimentos se centraron en el estudio de la región posterior medial, un área perteneciente a la red neuronal por defecto que se inhibe ante el comienzo de la ejecución de una tarea cognitiva. Su desactivación está correlacionada con el aprendizaje y éxito de la realización. Sus resultados mostraron que durante la respiración libre, esta zona se desactivaba más que, durante el intervalo de tiempo de contención respiratoria. La respiración facilita el aprendizaje.

Las áreas cerebrales involucradas en la emoción, la atención, la memoria y el aprendizaje están influenciadas por la respiración.

RESPIRACIÓN Y MEMORIA

La Facultad de Medicina de Chicago hizo en el año 2016 un experimento que sigue sorprendiendo y que evocó alguna que otra sonrisa sarcástica en los pasillos de las universidades. Cuando inspiramos por la nariz tenemos más capacidad de memoria, esa era la conclusión. Publicado en una de las revistas más respetadas de la neurociencia, los investigadores describieron cómo habían medido el rendimiento cognitivo de más de 100 jóvenes mientras les mostraban una serie de imágenes. Sus resultados permitían inferir que aquello que habían visto durante la inspiración nasal se recordaba mejor que aquellas imágenes que coincidían con la espiración. ¿Cuál es el mecanismo neuronal por el cual tenemos más memoria al inspirar por la nariz? Se debe a la influencia de la respiración sobre las neuronas del hipocampo. Hablar de memoria es hablar del hipocampo. Aunque no es la única zona involucrada en la memoria, sí es considerada como su principal centro regulador. Si uno se detiene unos segundos a buscar imágenes de la anatomía del hipocampo, entenderá rápidamente el origen de su nombre. El hipocampo cerebral es asombrosamente parecido a un caballito de mar, y así lo notó Aranzio en el siglo XVI cuando lo estudió y nombró. Unos siglos más tarde, a finales del siglo XVIII, Duvernoy intentó cambiar el nombre a gusano de seda, sin aceptación por parte de los anatomistas. Años después, Winslow propuso asta de carnero por su asociación al dios egipcio Amón. Hoy en día se acepta el nombre de asta de Amón para una de las porciones salientes del hipocampo. Pese a los esfuerzos de los imaginativos anatomistas, prevalece la asociación con el caballito de mar, hipocampo. Esta estructura cerebral es un sistema formado por capas densamente empaquetadas y dotadas de una gran plasticidad. Por ello, el hipocampo es una de las áreas cerebrales clave para el aprendizaje. No puede haber aprendizaje sin memoria; ni memoria sin atención. El hipocampo fusiona en su arquitectura el aprendizaje, la atención y la memoria.

Si la respiración influye en la capacidad de memorizar, recordar y aprender es porque impacta en el hipocampo. Veamos cómo lo hace. Recordemos que las neuronas emiten descargas eléctricas para transferirse información entre ellas. Es la base de la comunicación neuronal. Una neurona no es lo importante, resaltaba Ramón y Cajal, sino la interacción entre ellas. Esas descargas eléctricas neuronales no se realizan al azar, se acompasan en ritmos, unos más lentos, otros más rápidos. Sabemos que durante el aprendizaje las neuronas hipocampales emiten descargas eléctricas a ritmos muy altos, gamma. Por cierto, el ritmo al que las neuronas del hipocampo trabajan para aprender a orientarnos en el espacio cuando caminamos es exactamente igual que el ritmo al que los caballitos de mar agitan su aleta dorsal para desplazarse. Cuarenta descargas eléctricas por segundo, ritmo gamma neuronal y ritmo de aleteo del caballito de mar. Coordinar un ejercito de neuronas disparando a tan alta velocidad no es un proceso fácil de dirigir y mucho menos de mantener. Necesita de un marcapasos que, cada cierto tiempo, marque el ritmo. Los ritmos más rápidos son coordinados por los más lentos, esa es otra de las leyes de la neurociencia. Por tanto, para mantener el ritmo gamma en el hipocampo y sostener el aprendizaje se requiere de un ritmo lento que sea sólido y constante. Aquí viene la magia. Ese ritmo lento es la respiración. Los estudios recientes han observado que, en cada inspiración, especialmente la nasal, las neuronas del hipocampo alinean su actividad. La inspiración se convierte así en un marcapasos que guía los ritmos neuronales lentos del hipocampo que, a su vez, gobiernan los complejos ritmos rápidos. Este es el acoplo theta-gamma del hipocampo, inducido por la inspiración. Como un eco de fondo, la respiración marca el compás de la dinámica neuronal del hipocampo en los procesos de memorización y recuerdo. De ahí también en la atención y aprendizaje. Estos hallazgos representan los mecanismos neuronales de la influencia respiratoria sobre la memoria, tanto en su codificación o proceso de memorización como en el de recuperación o recuerdo. Sin embargo, este no es el único mecanismo por el que la respiración influye en el aprendizaje. El hipocampo integra la información respiratoria también de forma indirecta a través del bulbo olfativo, fuertemente conectado con él. Con ello se empezaba a intuir la predominancia de la respiración nasal sobre la bucal. Al respirar por la boca, el bulbo olfativo no se activa y el hipocampo pierde uno de sus socios.

La respuesta del cerebro ante la respiración no siempre es la óptima. Depende de cómo respiremos. Podemos sacar más partido a los recursos neuronales con una buena respiración, o conociendo estrategias que nos ayuden a potenciar las habilidades respiratorias. Como decía Ramón y Cajal, todo hombre puede ser escultor de su propio cerebro. Si se lo propone, añadía. La ejecución de una tarea depende de cómo respiremos. Un estudio publicado en el año 2014 por el profesor Huijbers y su equipo mostró una dependencia significativa entre la respiración y la cantidad de elementos que podemos memorizar. Según estos autores, prestar atención a algo produce un cambio transitorio en la dinámica del ciclo respiratorio. Este trabajo mostraba, por primera vez, que la modulación de la respiración ocurre también ante estímulos neutros, es decir, no solo en aquellos con alta carga emocional. Cada estímulo, por aburrido que sea, debe producir cambios en el patrón respiratorio, aunque sean sutiles e imperceptibles conscientemente. El grupo holandés mostró que aquellas personas que modulaban su respiración como respuesta a un suceso presentaban mayor memoria de dicha experiencia. Aquellos en los que la respiración no responde al mundo eran más propensos a olvidarla, a desconectarse de él. Estos resultados abren la puerta a una investigación para diseñar protocolos de modulación del patrón respiratorio para favorecer la cognición y las emociones, así como para aprender a reconocer los hábitos respiratorios presentes en diferentes alteraciones cognitivas, como las diferentes formas de demencia o trastorno de la atención, entre otras. La respiración forma parte de la orquesta de la experiencia, debe sonar con ella. Desacoplar nuestro cuerpo del mundo es negar la experiencia. La vida del cerebro y de la respiración se puede describir con campos electromagnéticos y estadísticas, pero también con juncos que se doblan y elevan ante el murmullo. Cada experiencia hace resonar el cuerpo. La poeta Clara Janés, a quien leí cada día durante mi embarazo, creó un poema llamado *Methesis de Eros*.

Los órganos de carne
emiten hondos sones
que se doblan y elevan como junco,
mientras nace secreto,
soterrado, un murmullo,
que irrumpe por la seda
a coronar la frente,
fronda de estrellas
que se galopa y deshoja
en cegador intento,
y el estanque devora, del silencio.

RESPIRACIÓN Y EMOCIÓN

En los años setenta, los profesores Bloch y Santibañez definieron, en el Congreso latinoamericano de psicobiología del aprendizaje, el término «patrones efectores emocionales» como el conjunto de características que adquieren la respiración, postura corporal y gesto facial ante una emoción. El cuerpo manifiesta la experiencia porque es parte de ella. Sin cuerpo no hay experiencia, al menos tal y como la conocemos. Sus estudios fueron pioneros en catalogar cómo la respiración cambia con las situaciones, especialmente aquellas que conllevan una emoción. Para ello, los autores estudiaron y analizaron los cambios en el patrón respiratorio ante las seis emociones básicas que acepta la literatura científica. Susana Bloch fue una investigadora de origen alemán

y criada en Chile que llegó a desempeñar cargos de responsabilidad científica en el campo de la psicología en las Universidades
de Harvard, en Boston, el Centro Nacional de Investigación
Científica de París o la Universidad Pierre et Marie Curie, también en la capital gala. Su trabajo es hoy referencia entre los actores. Ataviados con electrodos en su pecho, los participantes de
su estudio revivían diferentes emociones. La rabia se caracteriza por unas inspiraciones y espiraciones de gran amplitud, nasales y fuertes, y por una disminución en el tiempo de inspiración.
La rabia es rápida pero intensa. El miedo conlleva también una
respiración profunda pero con un patrón más caótico. Carece de
periodos de apnea, tiempos de reposo entre la inspiración y la espiración. Disminuye la tasa de respiraciones por minuto. Es, por
tanto, la emoción más difícil de reproducir. La tristeza es pausada. Los tiempos que tardamos en inspirar y espirar son más pro-
longados, al igual que sus espacios. Hay bastantes momentos
para la ausencia de respiración. Al igual que la alegría conlleva
movimientos involuntarios de los ojos. Buscando. La alegría no es
muy diferente, paradójicamente. Algo más acelerada que la tristeza, también se caracteriza por los espacios en blanco y la fuerte intensidad. Y siempre nasal. Un paso más allá está la ternura.
Como su nombre, la curva que describe el patrón respiratorio es
suave, regular, pausada y sin cambios abruptos. Muy diferente al
erotismo, donde la respiración se hace por la boca de forma intensa. Cada vez que inspiramos por la nariz, las áreas del cerebro más involucradas en la memoria se activan. La sexualidad
no quiere saber nada del pasado, solo sensaciones del presente.
Predomina la respiración bucal. El método propuesto por Susana
Bloch define un protocolo de recuperación del estado emocional,
llamado *step out*, y que me aventuraría a traducir como huida.
Piernas relajadas y abiertas ligeramente. Manos entrelazadas. Al

inspirar se elevan los brazos hasta llevarlos detrás de la cabeza. Al espirar se bajan. Se inspira por la nariz, se espira por la boca. Los ojos abiertos y la mirada al frente. Inspirar por la nariz, como veremos, activa las áreas emocionales del cerebro, especialmente la amígdala. Susana, como psicobióloga, lo intuía.

En la tradición judeocristiana existe una misma expresión en arameo para denominar a las personas de espiritualidad elevada y a aquellas de larga nariz, *aruk anpim*. Este término tiene dos derivaciones: por una parte, la respiración larga se asocia a estados que albergan paz y compasión, mientras que la expresión respiración corta supone impaciencia. Similar es la hipótesis del profesor Yuri Masakoa, de la Universidad de Tokio, quien observó en 1997 que la forma de respirar influye en la respuesta del cerebro ante la llegada de situaciones estresantes. La pista llegó a través de unos experimentos donde se observó que las personas cuyos tiempos de espiración son cortos experimentan mayores niveles de ansiedad. El profesor Masakoa reclutó a un grupo de participantes que, sentados en las máquinas de neuroimagen, esperaban la llegada de una situación desagradable. Quería identificar las áreas cerebrales responsables del aumento de la frecuencia respiratoria ante situaciones en las que esperamos sufrimiento, vaya a ocurrir o no. Según los estudios, pasamos una parte considerable del tiempo anticipando sucesos dolorosos. Según los hechos, solo un bajo porcentaje de ellos se cumple. Ya Séneca decía que sufrimos más en la imaginación que en la realidad. Masakoa y su grupo observaron que 350 milisegundos después de iniciar la inspiración se produce una fuerte activación en el polo temporal y amígdala, especialmente en la amígdala del hemisferio derecho. Las personas con alteraciones en la amígdala presentan una carencia de modulación de la respiración en situaciones emocionales. Eso explica por qué ante el estrés crónico o una situación traumática hay una fuerte desconexión entre nuestro estado mental y la respuesta del cuerpo. Años después, en el 2005, se identificó otra área influenciada por la respiración y con fuerte implicación en la reacción emocional, la corteza orbitofrontal, situada sorbe la cuenca de los ojos en la parte frontal del cerebro. Es una de las zonas más importantes para el bienestar; una de las áreas que más aumenta de tamaño en momentos o épocas de disfrute. La corteza orbitofrontal experimenta un incremento anatómico cuando entrenamos el altruismo o agradecimiento. Aproximadamente medio segundo después de cada inspiración se produce en la corteza orbitafrontal un fenómeno conocido como «inspiración alfa». En cada inspiración, las neuronas de esta estructura oscilan al ritmo alfa, el himno del cerebro. No puedo imaginar el alcance de los beneficios que supondría enseñar a respirar desde la escuela. Adultos que sepan respirar o, al menos, que sepan que no saben respirar.

El término en sánscrito *pranayama* podría ser traducido, con mucho reduccionismo, como control de la respiración. Representa una serie de técnicas desarrolladas en el yoga para modular a voluntad la coreografía respiratoria. Espiraciones o *rechaka*, inspiraciones o *puraka* y retención de la respiración o *kumbakha*. Definir el *prana* es más difícil que entenderlo, aunque me quedaría con la descripción de Iyengar ofrecida en su libro *Luz sobre la vida*. *Prana* es el viento o aire vital. La respiración es solo una de sus manifestaciones y, a través del yoga o las técnicas de *pranayama* se intenta acceder a dicho aliento vital. El sufijo *-ayama* significa estiramiento, extensión, regulación o control. Como punto de encuentro entre el cuerpo y el estado mental, el *pranayama* se define como una técnica que fusiona elementos antagónicos como el agua y el fuego. El fuego sería la mente y el agua, el cuerpo fisiológico. «El agua apaga el fuego, y el fuego evapora el agua, y por ello no pueden juntarse fácilmente. El aire es la interfaz cuyo fluir en los pulmones proporciona la corriente dinámica que fusiona agua y fuego y que produce una corriente energética de prana», canta Iyengar. Cuando en el año 2017 el grupo de investigación liderado por el profesor Krasnow publicó, en la revista *Science*, la primera evidencia de las vías anatómicas de la influencia de la respiración sobre las áreas cerebrales de la atención llamó a esta conexión la vía *pranayama*. Un merecido y bello homenaje.

En el año 2020 se llevó a cabo un ambicioso proyecto que midió el impacto de la práctica de *pranayama* sobre el cerebro. Durante un mes, un grupo de participantes sin experiencia previa en técnicas yóguicas acudió a la universidad brasileña de San Paulo para recibir un entrenamiento en la técnica de *Bhastrika pranayama*. Antes de comenzar el curso se midieron los niveles de ansiedad, regulación emocional y atención y, mediante la técnica de neuroimagen de resonancia magnética funcional, se hizo una estimación de su dinámica cerebral. Esta técnica mide el consumo hemodinámico de las diferentes partes del cerebro. El grupo de participantes se dividió en dos: la mitad del grupo disfrutó del entrenamiento, y la otra mitad pasó a formar parte de una lista de espera. De esta forma, ambos grupos, equiparados en motivación, condiciones físicas y sociodemográficas podían ser comparados. ¿Cambiaría el cerebro y estado de ánimo de aquellos que habían aprendido a practicar *pranayama*? Sus resultados fueron concluyentes: sí. Se observó un cambio significativo en los niveles de ansiedad y emociones negativas. Aunque al principio del curso ambos grupos presentaban estados anímicos similares, pasado un mes el grupo practicante se mostraba más animado. Analizadas las actividades de sus cerebros se observó que los practicantes mostraban una mayor actividad en áreas como la corteza cingulada y la ínsula, claves para dar cuenta de nuestro propio estado mental y para la regulación emocional. El análisis de sus redes neuronales mostraba, además, que la práctica de *pranayama* había moldeado la arquitectura cerebral. Aquellos que habían experimentado más cambios corticales mostraban un mejor estado anímico. La práctica de *pranayama* también esculpe el cerebro.

Si la respiración es la causante de la emoción o la emoción es la causante de los cambios en la respiración, nos transporta al dilema del huevo y la gallina. No es el huevo o la gallina, es el huevo y la gallina. Distinguibles pero inseparables. La neurociencia tampoco aclara mucho, más bien se posiciona en tomar la bifurcación. Cuando experimentamos una emoción, por ejemplo, vemos a una persona amada, la información visual de ese encuentro recorre un complejo viaje por las diferentes estaciones del cerebro, entre las que se encuentran las áreas límbicas o emocionales. Ahí se juzga el valor sentimental de ese encuentro: me deja indiferente o me emociona. Desde ahí se regula la respuesta del cuerpo, entre ellas la respiración. Pero la anatomía también muestra que las áreas emocionales reciben información del cuerpo. Unas interfieren en las otras; la mayor parte de las veces hay un acuerdo. La emoción interpreta con ternura el encuentro con mi hija y, a su vez, la respiración se coordina en la dulzura. Pero otras veces, la experiencia mental vivida y la corporal no coinciden. Se produce una incongruencia interpretada por el cerebro como alarma. Un sistema emocional no saludable se desconecta de la respuesta corporal, dos hermanos siameses que no se hablan. Conciliarlos es el camino.

EL AIRE

Dicen algunos textos rusos que conocer la propia respiración es una brújula que convierte al vagabundo en peregrino. La observación, siempre ecuánime, de las sensaciones que produce la entrada del aire por las fosas nasales y su salida es un proceso en el que alineamos el estado mental con el corporal, que se fusionan en cada inspiración. Convertir la respiración automática en un acto voluntario y libremente gobernado nos devuelve de manera inevitable al presente. Solo desde ahí podemos hacerlo. Durante siglos se ha instado a la humanidad a conocer y timonear su respiración. Lo han hecho culturas muy diversas, algunas cercanas y otras más lejanas. Pero todas coincidían: hay que aprender a respirar. Hoy nos apoyamos en los estudios científicos, en los números, en las imágenes que nos proporciona la técnica, pero la modernidad no debe obviar lo básico: conocernos. Entiendo que las instituciones necesitan respaldar sus decisiones con un lenguaje actual, enmarcado en el paradigma sobre el que nos apoyamos en la actualidad. Por ello, desde mi labor investigadora y comunicadora apoyo con mi trabajo la difusión de este conocimiento, plenamente convencida de que las escuelas, y los hábitos de vida de todos, deben incluir prácticas que nos acerquen a nosotros, con amabilidad. Tomar consciencia de la importancia de la respiración es, en nuestro siglo, fundamental para una sociedad que transita más rápido que sus relojes y que conoce mejor los secretos de la galaxia que los suyos propios. Hasta hace pocos años, yo nunca me había parado a observar, pensar y modular mi respiración. Valga mi trabajo para que miremos, también, hacia dentro.

En el año 2015 iniciamos un proyecto de investigación que dejó sin respiración a más de uno. Queríamos medir la actividad cerebral de los meditadores mientras observaban las sensaciones que produce su respiración. Uno de los pasos fundamentales del entrenamiento de la atención plena es el desarrollo de la percepción sobre las sensaciones del cuerpo. Este hábito suele comenzar con la práctica diaria de la observación ecuánime de la respiración. Una de las cuestiones que tuvimos que responder incontables veces era por qué es interesante estudiar el cerebro mientras observamos la respiración. Entiendo que una comunidad acostumbrada a investigar la percepción, el pensamiento o las decisiones se sintiese desconcertada ante la curiosidad que nos despertaba entender los mecanismos neuronales de observar la propia nariz. No parecía muy digno de la decorosa academia. Sonaba a una excentricidad escatológica que se le podía permitir a Quevedo, pero no a un grupo de investigadores aficionados a la meditación. Nuestra respuesta se apoyaba en el homúnculo de Penfield, que describe las zonas del cuerpo a las que el cerebro les da mayor importancia. A lo ancho de nuestro cerebro, como una diadema ya mencionada, se sitúa la corteza somatosensorial. Es la región del cerebro que procesa el movimiento y las sensaciones del cuerpo. Allí está representado todo el cuerpo. Como vimos, el número de neuronas encargadas de procesar las sensaciones de una parte del cuerpo no están relacionadas con su tamaño. La parte del cuerpo con mayor representación neuronal son las manos, después la boca y nariz. Si nos hubiera diseñado el cerebro, nos pareceríamos a un Mick Jagger con mastodónticas manos. Las piernecillas y bracitos los hubiera dejado igual. Las sensaciones de debajo de la nariz se localizan exactamente en las áreas de Brodman y en el giro postcentral y representan un vasto volumen de neuronas que constantemente procesan las sensaciones que produce respirar. Aunque nosotros no lo notemos conscientemente, dichas zonas sienten la brisa de la respiración segundo a segundo. Si es nasal, claro. La bucal pasa más desapercibida, no nos conecta tanto al cuerpo. En cada respiración, por automática que sea, el cerebro percibe lo que sucede en la nariz y labio. Sin embargo, si en vez de hacerlo de forma indeliberada prestamos atención a las sensaciones que suceden en nuestro labio o nariz, activamos millones de neuronas de la corteza, las mismas que se encargarán de la percepción del mundo. Observar la nariz nos enseña a escuchar.

Convencidos de nuestro noble propósito pudimos hacer una serie de experimentos para medir la influencia de la respiración sobre el cerebro en personas que practican regularmente la meditación. Contábamos con una sólida evidencia científica que había mostrado años antes que la meditación produce cambios en el cerebro. Las áreas más involucradas en la meditación son la corteza prefrontal, la corteza cingulada anterior y la ínsula anterior, áreas fuertemente influenciadas por la respiración. Entre los grupos que destacan en el campo de la neurociencia de la meditación está el liderado por la profesora Sara Lazar, de la Universidad de Harvard. Su grupo es referencia en el estudio del comportamiento del cerebro en las experiencias internas y su control voluntario. El equipo de la profesora Lazar mostró que las personas que saben modular voluntariamente su respiración son las que más cambios cerebrales presentan. Cambios positivos, ya que el mismo estudio reportaba también que la práctica regular de la meditación centrada en la respiración ralentiza el decremento cortical asociado a la edad. Envejecen más lentamente. Algunos estudios de la Universidad de Nueva York sugerían ya en aquel momento que la respiración supone una organización jerárquica de las oscilaciones neuronales, lo que repercute en la cognición. En sus experimentos, se pidió a los participantes que tomaran el control voluntario sobre su respiración, prestando atención a la sensación que producía la inspiración y espiración. La toma de atención sobre la respiración incrementó la conexión entre las áreas frontales y la ínsula, y se favorecía la comunicación entre la corteza cingulada anterior, las áreas premotoras, las ínsula y el hipocampo. Estos estudios afirmaban que la toma de consciencia de la respiración supone una reorganización de las áreas más involucradas en la atención, la memoria, la expresión de las emociones, la identidad y el bienestar. Dadas estas evidencias habría que considerar la modulación consciente de la respiración como un potencial componente de terapias y como un hábito saludable o preventivo para la sociedad general.

Dice el poema *Respirar* del célebre monje Thich Nhat Hanh:

En la inspiración
tú estás presente.
En la espiración
tú estás presente.
Inspirando, es Ahora.
Espirando, sigue siendo
Ahora.
El ascenso necesita del
descenso; el descenso
siempre sigue al ascenso.
Hay permanencia en el
corazón mismo de la
impermanencia.
Aprende de la respiración.
Deja que te recuerde
cómo confiar.

La cuna de la medicina occidental, la de la Antigua Grecia, disolvía el ser en la respiración. Uno de los conceptos fundamentales de su filosofía es el de *pneuma*, el principio que organiza a las criaturas y el cosmos. El *pneuma* universal es el alma del mundo. A partir de los estoicos, el *pneuma* fue interpretado como aquella parte del mundo que entra en la materia, el cuerpo, y la dota de vida, de movimiento. El *pneuma* se hace cuerpo. Toma la forma del cuerpo y da forma al cuerpo. En sus orígenes, el *pneuma* se equiparaba a la respiración, tomando después los significados de espíritu, alma o cuerpo. Ese aliento es lo que da vida al cuerpo y a la humanidad, hasta tal punto que Pitágoras sostenía que «el aire está lleno de almas». Epicuro, en las *Cartas a Herodoto*, define *pneuma* como «Un cuerpo ligero, muy similar a un viento cálido, esparcido por todo el organismo». Es lo que está ausente en los cadáveres y minerales. El *pneuma* es el puente entre lo físico y lo no material. Aire y espiritualidad suelen ir de la mano en Grecia y otras tantas civilizaciones.

Es curiosa la visión hipocrática del sistema respiratorio. Para esta escuela, el aire no llega a los pulmones a través de la tráquea, sino que el *pneuma* se dirige primero al cerebro a través de unos canales y, desde ahí, pasa al vientre, que lo transfiere a los pulmones siguiendo las venas del cuerpo. El aire o *pneuma* es el que dotaba de inteligencia al cerebro, y alimentaba el corazón y pulmones, que a su vez regulan y equilibran la temperatura del vientre. Es el mediador de la relación entre el corazón y el cerebro para la medicina griega. Según la medicina griega no respiramos solo por la nariz o boca, sino por toda la superficie del cuerpo. Para Hipócrates, la respiración mantiene el calor vital. Para Galeno, la inspiración produce la refrigeración del cuerpo, y es quien habla por primera vez en la historia occidental del diafragma y las cuerdas vocales. Empédocles concreta un poco más y dice que es la respiración nasal la importante. Eso nos suena a los neurocientíficos de hoy. En el tratado de Aristóteles *De respi-*

ratione se exponen los trabajos que se hacían en el Liceo sobre el sistema respiratorio. Según ellos, la función de la respiración es la conservación del calor natural, nutrición del *pneuma* psíquico. Todos coincidían en algo: debe haber un elemento que controle o atempere el calor interno.

Muy relacionada con el *pneuma* estaba la *psyque*, interpretada como el alma, la mente o la vida, que también relacionaban con la respiración. Por ejemplo, *psychein*, la expresión de nuestra psicología, significaba mentalizar pero también soplar. Algo similar ocurría con la palabra *spiritus*, que puede ser espiritualidad pero también respirar, inspirar y espirar. Con *ánima* sucede lo mismo, es ánimo, motivación pero también soplo. *Anemos* es viento. Un anemómetro es el aparato que hoy usamos para medir la potencia del viento. *Pneuma, psyche, spiritus* y *anemos*, es decir, alma, mente, espíritu y motivo han estado vinculadas a la respiración desde los orígenes de nuestro pensamiento. Según Platón, el dios creador demiurgo concibió la boca y la nariz para la entrada del aire que daría vida al ser. La espiración, *diapnoé*, e inspiración, *anapnoé*, permitían humedecer y enfriar el cuerpo, así como regular el fuego interno para disolver los alimentos y hace fluir los humores por el cuerpo. Pero, según la visión platónica, la respiración no se limita a este aspecto práctico tan inmediato, sino que la constante inspiración y espiración crea un latido con cuyo movimiento evita que el cuerpo caiga en el vacío. La inspiración llena, la espiración vacía, el cuerpo se mueve y sostiene el *pneuma*. Similar es la idea de Demócrito, para quien la respiración es el proceso que ancla el alma al interior del cuerpo. Decía Anaxímenes que: «así como nuestra alma, siendo aire, nos mantiene unidos, la respiración y el aire abarcan el mundo entero».

El *pneuma* de la Antigua Grecia sería, por tanto, el aire que circula por el cuerpo para mantener la vida del organismo. Sería lo que sujeta y da forma a la consciencia dentro del cuerpo. La ciencia moderna nos dice hoy que la influencia que ejerce la respiración sobre la dinámica neuronal puede ser moldeada de forma voluntaria, lo que convierte el aliento en la puerta más directa y rápida al cerebro. Tomando prestada la idea griega de que el *pneuma* es la forma que toma el aire en nuestro cuerpo, y que es la tensión que sostiene la consciencia en él, y tomando prestadas las imágenes de los laboratorios, entre ellos el mío, me aventuraría a imaginar la respiración como la herramienta que esculpe o da forma a las propiedades mentales, la atención, la memoria, la expresión de las emociones. No las crea, pero las moldea. El impacto de la respiración, voluntaria o autónoma, sobre el cerebro repercute en cómo se expresan las funciones cognitivas o emocionales. Una inspiración nasal optimiza la forma en la que la memoria se despliega; una espiración prolongada dará forma a una emoción más temperada; una respiración no apresurada dará forma a una atención más sostenida. La forma en que respiremos dará forma a las funciones cerebrales. Forma e información siempre están relacionadas. La respiración no está involucrada en la aparición o desaparición de la cognición, sino en su forma. La respiración sería la parte del organismo más directamente implicada en la apariencia con la que la mente se manifiesta. Al fin y al cabo decía Plotino que «la vida trata de que seamos escultores de nuestra propia escultura». Así como el intestino sería la tierra que fertiliza la mente, la respiración sería el instrumento que esculpe su fruto. Ahora falta la semilla. Vayamos al corazón.

Capítulo 5
EL CORAZÓN

SU NACIMIENTO Y MUERTE

Recorrer las calles de Padua, en el norte de Italia, es un banquete de belleza cuyo postre nos traslada hasta el corazón de la historia de la medicina. Después de atravesar la Plaza de las Hierbas, el Duomo o las vías venecianas llegamos al Palacio Bo, el edificio principal de la Universidad de Padua desde el año 1493. El Palacio Bo fue propiedad de un carnicero que regentaba también el hotel Hospitium Bovis, o albergue del buey. *Bo* significa buey en la lengua véneta y la cabeza de este animal sigue siendo hoy el símbolo de sus estudiantes. La Universidad de Padua nació del anhelo de libertad de pensamiento de los profesores y estudiantes de la Universidad de Bolonia, de donde huían por su censura. Cuenta con una de las aulas magnas de debate más amplias de la época, alberga la cátedra de Galileo y fue pionera en la construcción de laboratorios de experimentación con el cuerpo humano. Si alguna vez viaja a Padua o Bolonia, no deje de visitar los teatros anatómicos de sus universidades, confieso que yo me he emocionado en ellos. Fue tal mi entusiasmo que los vigilantes de las salas me permitieron colarme en las estancias privadas, aquellas que custodian la biblioteca secreta que escondía los libros prohibidos de

la época. El Palacio de Bo de la Universidad de Padua tiene el teatro anatómico más antiguo del mundo. Fue ahí donde nació el sistema cardiocirculatorio como hoy lo conocemos. En el siglo XVII,
en las salas del aula de medicina de esta universidad trabajaba
el anatomista Girolamo Fabrizi. Gracias a sus disecciones de po-
llos logró identificar los procesos de formación de un feto, desde
el estómago e intestino hasta el ojo o el oído. Fabrizi se convirtió
en uno de los más célebres estudiosos y fundadores de la embriología. Cada mañana, Fabrizi se sumergía en las aulas con frescos
de esculturales hombres donde se representaban los músculos y
las vísceras que contiene el cuerpo. Allí, junto a su alumno más
destacado, descifró la formación de las venas. Su discípulo era
William Harvey, el descubridor del sistema circulatorio sanguíneo.

Harvey nació en un pueblecito inglés en abril de 1578, hijo de
una familia adinerada que le facilitó una exquisita educación. Su
formación se forjó entre Canterbury, Cambridge, la Universidad
de Padua y el colegio de médicos de Londres. Aunque se sabe
que Harvey se inspiró en los trabajos de Miguel Servet, en la medicina musulmana antigua y que siguió el método de Descartes,
sus principales maestros fueron los célebres anatomistas italia-
nos: Andreas Vesalio, fundador de la anatomía moderna, Hyero-
nimus Mercurialis, traductor de Hipócrates, y su maestro directo
Girolamo Fabrizi, quien le introdujo en la fisiología moderna de la
época. Durante cuarenta años, Harvey pronunció una conferencia
anual en el Colegio de Médicos de Londres, lecciones que comple-
mentaba con disecciones para el público general, no solo para estudiantes de medicina. Creía Harvey que el cuerpo era una obra
de arte de la que todos debían tener conocimiento. ¡Qué pena
haber perdido esa tradición! Mi experiencia frente a un cuerpo
abierto y el impacto de maravillarse con la biología que nos compone es realmente transformador. Gracias a esas conferencias,

Harvey pudo condensar sus conocimientos y descubrimientos en una obra de 72 páginas escrita en latín y publicada en el año 1628. Se llamaba *Ensayo anatómico sobre el movimiento del corazón y la sangre en los animales*. En esta obra se afirmaba por primera vez que la sangre circula por un circuito cerrado cuyo fluir está impulsado por el corazón. En su laboratorio inglés Harvey se hace la siguiente reflexión: El corazón late unas 72 veces por minuto. Esto supone 256 litros de sangre a la hora, más de 400 kilogramos de sangre. Es evidente que el cuerpo no puede producir tanto plasma. ¿De dónde procede toda esa sangre? Esa paradoja solo podía resolverse si la misma sangre circulase constantemente. Paseando una noche por Las Vegas, después de una larga jornada en el Congreso de Magnetismo Cerebral, mi jefe Fernando y yo nos detuvimos a observar, que no admirar, el espectáculo de luces de las fuentes del Hotel Bellagio. Ante tales dimensiones era fácil acusarles de derroche de agua. En un solo minuto discurren miles y miles de litros de agua. En la media hora que dura el espectáculo, la cifra podría haber subido a millones de litros desperdiciados. Afortunadamente, el agua que se expulsa por sus focos entra después por unos canales de recogida para volver a ser lanzada. Siempre estamos viendo fluir la misma agua. Las fuentes del Hotel Bellagio no necesitan millones de litros de agua, bastan unos miles. Algo similar ocurre en el cuerpo. La sangre entra y sale del corazón, que la bombea. Harvey acababa de describir el mecanismo del sistema cardiocirculatorio. El corazón simbólico que Galeno había defendido durante 1.400 años pasó entonces a ser una bomba hidráulica.

Veamos quién es el corazón, cómo funciona y cómo hace circular la sangre por el cuerpo.

El corazón es un órgano muscular, hueco, cuyas paredes se contraen y se extienden. Está protegido por una bolsa llamada

pericardio. En los hombres pesa unos 300 gramos y en las mujeres algo menos, aproximadamente 250. En los deportistas profesionales, el corazón suele aumentar su peso. Está situado en
el centro de nuestro pecho o tórax e inclinado hacia la izquierda. Escoltado por los pulmones a ambos lados, descansa sobre
el diafragma. Su principal misión es difundir la sangre oxigenada
o limpia por el cuerpo y recoger la sangre contaminada de dióxido de carbono para llevársela a los pulmones, que la limpiaran.
Esto sucede 72 veces por minuto, más de 4.000 veces por hora
y unas 100.000 veces al día.

Así como Ramón y Cajal imaginaba nuestro cerebro como
un frondoso bosque formado por árboles, las neuronas, que se
transferían electricidad a través de sus ramas y raíces, el corazón sería un roble nacido en el centro del pecho con ramas que
reciben y raíces que impulsan la sangre. Las neuronas reciben
el impulso eléctrico proveniente de las neuronas vecinas por las
dendritas, y una vez procesado es transmitido a las demás por
los axones. El corazón recibe a través de las venas la sangre del
cuerpo, saturada de dióxido de carbono e información química
de las vísceras. Una vez procesada en el sistema cardiorrespiratorio, la sangre rica en oxígeno es transmitida al resto del cuerpo
por las arterias. Las venas del corazón son como las dendritas
de las neuronas y las arterias, como sus axones. Las raíces nos
anclan a la tierra y las ramas nos permiten la expansión al cielo.
Neuronas y corazón son árboles que permiten la vida en el bosque corporal.

Nuestro sistema circulatorio se compone del sistema arterial,
la mayoría con sangre oxigenada y rica en nutrientes, y el sistema venoso, la mayoría con sangre ya utilizada y, por tanto, saturada en CO_2 y residuos. La sangre del sistema arterial es de un
rojo más intenso debido a su riqueza de oxígeno, y la sangre ve-

nosa es más opaca. En muchos libros de medicina se representa el sistema arterial en rojo y el sistema venoso en azul. La diferencia de color de la sangre según su localización en el cuerpo fue uno de los quebraderos de cabeza de Harvey, que no podía entender cómo un sistema circular llevara sangre sin mezclarla. Sin embargo, Galeno, a quien Harvey despreció y destronó, ya había identificado los dos sistema de conducción sanguínea que hoy reconocemos. Ambos sistemas, el arterial y el venoso, están muy ramificados, con ramas principales y miles de ramillas que acaban en los capilares. El corazón es el interruptor que cambia la sangre de un sistema a otro y lo hace mediante la intervención de los pulmones.

Veamos cómo el corazón permite el trasvase de sangre entre ellos. Pasamos del sistema cardiocirculatorio al sistema cardiorrespiratorio. El corazón está formado por cuatro cámaras: en la parte de arriba están las aurículas derecha e izquierda, y en la parte de abajo están los ventrículos derecho e izquierdo. Las aurículas reciben la sangre y la dirigen a los ventrículos, que las propulsan por el cuerpo. El ciclo comenzaría con la llegada de sangre venosa, la contaminada por los residuos del cuerpo, a la aurícula derecha. Le llega sangre desde la cabeza o desde los pies e incluso desde el propio corazón, que también mancha. Desde la aurícula derecha, la sangre pasa al ventrículo derecho a través de la válvula tricúspide que permite que la sangre baje pero no suba. El ventrículo derecho cargado de sangre ya utilizada, saturada en CO_2 y residuos, la transporta hasta los pulmones por las dos arterias pulmonares. Allí en los pulmones se intercambia dióxido de carbono por oxígeno, proceso que tiene lugar en los capilares de los alvéolos. La purificación de la sangre en los pulmones sucede en los árboles bronquiales, que esta vez más que a un roble recordaban a un brócoli. Una vez oxigenada la sangre en ambos pulmones, entra al corazón por la aurícula izquierda a través de las venas pulmonares. Desde allí se transfiere al ventrículo izquierdo por la válvula mitral. Es el auténtico héroe propulsor del corazón cuya onda expansiva recorre todo el cuerpo gracias a la arteria aorta. El ventrículo izquierdo es la zona cardíaca con mayor tejido muscular. Las paredes del ventrículo derecho tienen un espesor de uno 3 o 4 milímetros mientras que en el izquierdo llegan a los 10. La razón está en que el ventrículo izquierdo debe resistir una mayor presión, y propulsar la sangre a regiones lejanas. Es ahí precisamente donde se mide la presión arterial. El mínimo y máximo de la presión arterial indican la presión más baja, durante la diástole, y la más alta, durante la sístole, que puede soportar nuestro ventrículo en cada latido. La presión arterial es una medida de lo vigoroso de nuestro corazón. Los latidos del corazón son contracciones, sístole, donde el corazón expande la sangre al cuerpo o a los pulmones. Después, el corazón se recupera, diástole, absorbiendo la sangre. El corazón se vacía y se llena, se vacía y se llena. Igual que la respiración, que las neuronas, que el intestino. Vaciarse y llenarse es uno de los principios de la biología.

Las investigaciones de Harvey dotaron de evidencia experimental a las teorías del médico persa del siglo X Avicena, Ibn-Sina en árabe, en cuyo *Canon* establece que el corazón es el marcapasos de la fuerza del cuerpo. El sistema circulatorio se encarga de mantener el riego en todo el cuerpo, proceso que tarda menos de un minuto en completarse. Es aquí donde reside unos de los mayores beneficios del ejercicio físico. El sistema circulatorio es el gran beneficiado por el movimiento regular. Mantenerse quieto durante largas horas o llevar una vida sedentaria dificulta la ardua tarea que debe llevar a cabo nuestro sistema circulatorio constantemente. El 15 % de la sangre que es bombeada por el corazón va al cerebro y el 20 %, a los riñones. Este proceso se repite unas 60 o 70 veces por minuto. Cuando lo hace más lento se denomina bradicardia y cuando lo hace más rápido taquicardia. Se puede comprender que estas alteraciones afectan no solo al corazón, sino al cuerpo entero. Tal era la importancia que se concedió al equilibrio de la circulación sanguínea que una práctica clínica habitual hasta el siglo XIX fueron las sangrias, un procedimiento por el cual los médicos extraían cantidades considerables de sangre del paciente. La razón que sustentaba esta práctica se hallaba en la concepción de la enfermedad como un desequilibrio generalizado del cuerpo entero más que como una afección localizada. En este caso, la visión fragmentada de la biología humana ha ayudado al paciente, y las sangrías han dejado de practicarse, pero el razonamiento era bueno.

El movimiento circular de la sangre era una vieja idea. Desde Huang-ti en China, unos 3.000 años antes de Cristo, el Antiguo Egipto, Leornardo da Vinci y otras escuelas italianas renacentistas. La circulación de la sangre recorría todas las esferas sociales. Hasta el propio Shakespeare la nombra en uno de los actos de su tragedia del general Coriolano antes de intentar asaltar Roma: «Os lo envío a través de los ríos de vuestra sangre hasta la corte del corazón, sede de la inteligencia. Y a través de los canales y compartimentos del cuerpo, los más fuertes nervios y las más pequeñas venas inferiores reciben de mí lo que de natural necesitan y por lo cual viven». *Coriolano* fue una de las últimas obras que escribió Shakespeare, allá por 1605. Harvey publicó sus obras en 1628. ¡Fascinante que los estudios científicos lleguen al arte y el arte a los laboratorios! Otra tradición tristemente perdida.

El corazón se divide en su región derecha e izquierda. Las aurículas están separadas por el tabique interauricular y los ventrículos, por el tabique interventricular. Solo durante el desarrollo del feto la sangre puede pasar de una aurícula a otra, pero al poco de nacer se cierra. Vivimos con un corazón dividido. Es esta división la que da lugar al sistema circulatorio. El corazón no es uno, son dos que coexisten. Curioso y paradójico. El *cor duplex* o corazón dividido fue objeto de debate para los estudiosos de ayer, y de hoy. La prueba anatómica de la duplicidad del corazón ha sido considerada por el psicólogo James Hillman como el remate que acabó asesinando al corazón. Dice Hillman: «Después de esa prueba, el mundo ya no podía seguir siendo uno, bajo la férula del sol, el rey y el león (símbolos todos ellos del corazón). El pensamiento perdió entonces su corazón y el corazón, su pensamiento. El rey había muerto, y se había levantado un muro entre el mundo y los sentimientos subjetivos porque, incluso en el centro del pecho, había división».

Harvey gestó el nacimiento de la cardiología moderna, pero también es considerado el artífice de su entierro simbólico. Las pruebas anatómicas de Harvey y sus colegas de Padua eran las imágenes soñadas por René Descartes, uno de los filósofos más célebres de su época y una de las figuras más influyentes en nuestra modernidad. Descartes establece para las generaciones futuras la separación entre la mente y el cuerpo. Las aportaciones de Descartes son inestimables. Dicho de otro modo, no muchos estiman su contribución y, a la vez, no es fácil estimar el alcance de sus ideas. Reconociendo sus aportes, la filosofía de Descartes supuso la mecanización del cuerpo. Hoy en día, en la investigación decimos que estudiamos, por ejemplo, los mecanismos neuronales de la emoción. Nos estamos refiriendo a la descripción de los procesos cerebrales que ocurren cuando sentimos. Pero también estamos aceptando que son mecanismos y que, por tanto, somos mecánicos, es decir, el cuerpo es una máquina. Con las pruebas de Harvey, Descartes puede afirmar que el corazón es solo una bomba hidráulica que bombea la sangre por el cuerpo. El rey se había convertido en una máquina, lloraban algunos. Un contemporáneo de Descartes, el notable físico, filósofo y matemático Blaise Pascal, salió en defensa de su rey con los *principios del corazón*. En contraposición a la postura cartesiana, defendió la existencia de aquello que es invisible para la razón, momento en el que crea su famosa frase «El corazón tiene razones que la razón desconoce». El 24 de septiembre de 1647, Descartes desvió su recorrido para encontrarse con Pascal en el convento de los Mínimos, en París. Se dice que Descartes abandonó la sala pensativo, cómo no, pero también reflexivo. Quizás todavía resonaba en él la plenitud con la que el genio y sabio Pascal afirmaba que «No solo de visibilidad vive el hombre». Destronar y desterrar al corazón ha tenido un alto precio para la humanidad. Simpatizo con el profesor Hillman en su crítica hacia la exclusiva mecanización que hemos hecho del cuerpo, y en particular del corazón. No pude evitar sonreír, con sarcasmo y cierta pena, ante el relato de asombro que sintió al ver en la consulta del médico su corazón en una pantalla. Su salud cardíaca se había reducido a un diálogo centrado exclusivamente en la conservación de los canales libres de obstrucciones, del colesterol, de la viscosidad y de la presión. Hillman se lamenta de que el rey haya sido convertido en el tirano principal causante de las muertes en nuestra sociedad. ¡Qué pena ver solo lo que se ve!

Para que nos hagamos una idea del nulo papel que representaba el corazón en el teatro de la mente actual, me permito citar el libro del divulgador Bill Bryson sobre el cuerpo publicado en el año 2020. Un profesional de su talla recoge el pensar del momento en el que escribe y como tal afirma que: «El corazón es un órgano maravilloso y merece plenamente nuestra alabanza y gratitud, pero lo cierto es que no participa ni de lejos en nuestro bienestar emocional». Pocos años después afirmamos, científicamente, lo contrario. Fascinante.

EL PULSO, EL LENGUAJE DE LA VIDA

Hasta ahora hemos visto cómo se gestó la idea moderna del corazón mecánico y cómo transcurrió su agonía hasta completar su muerte simbólica y mental. Naveguemos ahora hacia la resurrección. Para ello, para ver cómo estamos devolviendo la vida (mental) al corazón, debemos adentrarnos en su relación con el sistema nervioso.

En la aurícula derecha de nuestro corazón se encuentra su sistema de conducción eléctrica, que podemos resumir como un marcapasos natural que regula los latidos; se llama nodo sinusal. Allí se origina el impulso eléctrico que da lugar al latido. La existencia de este centro autónomo regulador del latido cardíaco muestra que el corazón puede ajustar su propia dinámica. Sin embargo, como cualquier otra víscera, el corazón también debe acatar las directrices cerebrales en casos determinados. Nos estamos refiriendo a la inervación del corazón. El cerebro se comunica con el corazón a través de los nervios que parten del tronco del encéfalo y el corazón se comunica con el cerebro a través del nervio vago. Como en la mayoría de los casos, en la biología las carreteras son de doble sentido, aunque a veces un sentido tiene más carriles que el otro. Hablemos primero del control del cerebro sobre el corazón. Para ello hay que volver al sistema nervioso autónomo (SNA) o visceral que controla las funciones de las vísceras; entre ellas, la frecuencia cardíaca. El SNA transmite de forma involuntaria los impulsos eléctricos desde el sistema nervioso central a la periferia, al cuerpo, y tienen su origen en el tallo cerebral o el hipotálamo. Además de en el mantenimiento de las funciones básicas fisiológicas, como la homeostasis, el cerebro influye en el latido cardíaco como respuesta a una situación.

En el siglo xviii, el científico Giulius Rucco definió el pulso como el medio de comunicación entre el cuerpo y el médico. Rucco llamó al pulso cardíaco «el lenguaje de la vida». Este idioma biológico tiene una gramática y un vocabulario que diferentes culturas han intentado descifrar, entre las que destaca la medicina china. El manual de pulso chino, *Mojue*, describe la técnica por la que los médicos colocan los dedos sobre la muñeca de sus pacientes para reconocer los patrones de desequilibrio de los órganos. Así, un dedo colocado en la muñeca derecha en la posición *cun* diagnóstica el intestino grueso y, presionando con más fuerza, se accede al pulmón. Un poco más abajo encontramos el punto *gua*. Si el dedo clínico incide con una presión suave, se puede diagnosticar el estómago y si se presiona más el bazo. El último punto de la mano derecha, *chi*, permite tomar el pulso al pericardio. En los mismos puntos en la muñeca izquierda se diagnosticará el intestino delgado y corazón, la vesícula biliar y el hígado, y la vejiga y riñones. En Europa, las artes del pulso no llegaron hasta el siglo ii, ya que en los tratados hipocráticos no se han encontrado destacadas referencias al pulso natural. En el siglo i de nuestra era Rufo de Éfeso sintetiza estas artes en su *Sinopsis sobre los pulsos*. Un siglo después, en el siglo ii, Galeno de Pérgamo (Peri diaphoras sphygmo) observa que:

«Detectamos en varias partes de la piel ciertos tipos de movimientos, y no solo presionando sobre ellas, sino a veces también con nuestros ojos. Es más, este movimiento se encuentra entre todas las gentes sanas en muchas partes del cuerpo, de las cuales una es la muñeca. Allí podemos detectar con claridad algo que procede desde abajo hacia la piel y que nos golpea; tras el latido, a veces se marcha notablemente y se detiene y entonces vuelve de nuevo a latir. Este proceso continúa en el cuerpo entero, desde el día en que nacemos hasta que morimos. Es el movimiento que la gente llama pulso».

La medicina tradicional griega y la china, y antes la ayurveda, coinciden en la importancia del pulso, un latido cuyo eco resuena hoy en todos los hospitales y laboratorios del mundo. Observar experimentalmente la dinámica del corazón es uno de los procesos más sencillos en la fisiología. Basta colocar unos sencillos electrodos en el pecho y medimos la actividad eléctrica cardíaca unas 100 veces por segundo. Es tal su alcance que incluso podemos medirlo desde la pierna, el brazo o el abdomen. Es como aquellas montañas que se ven no importa desde donde se mire. Una vez colocados los electrodos en el pecho, observamos una curva suave que, aproximadamente una vez por segundo, emite un disparo. Es muy similar a las curvas que se dibujan al medir la actividad de las neuronas, que, como el corazón, también emiten descargas eléctricas cada cierto tiempo. En un guiño a la medicina tradicional, supongo que sin saberlo, Alexander Muirh colocó en el año 1872 unos alambres en la muñeca de un paciente que llegó al hospital de San Bartolomé de Londres aquejado de fuertes fiebres. Por primera vez se pudo ver, más que palpar, el latido o pulso cardíaco. Comenzaba así una época de estudio de la electricidad que genera el corazón, inicialmente desarrollada en Londres y culminada en los Países Bajos con el profesor Willem Einthoven, quien definió y clasificó las fases por las que va pasando el corazón, estudios que le valieron el Premio Nobel de Medicina en 1924. Las fases más importantes son: la onda P, cuando el corazón se carga; la onda QRS, que representa el pulso o latido propiamente dicho, y la onda T, cuando el corazón se recupera. A partir de estas curvas medimos el número de latidos que realiza el corazón por minuto. En reposo, es de unos 72 pulsos por minuto. Corriendo podemos llegar a 150 latidos en un minuto o 2 pulsos por segundo, y tumbados a punto de dormir bajamos a 50 latidos por minuto.

El número de disparos que emite el corazón no solo depende del movimiento. En el último siglo han sido muchos los estudios que han caracterizado cómo cambia la dinámica eléctrica del corazón en función de las emociones. Al igual que sucedía con la respiración, la respuesta fisiológica del cuerpo antecede a la vivencia consciente de la emoción. Recuerde que el cuerpo conoce aquello de lo que la mente aún no se ha percatado. Esta es la base de la teoría de la emoción de James-Lange. No todas las emociones despiertan las mismas respuestas viscerales, en este caso cardíacas. No olvidemos que, aunque el corazón regula su latido a través de su marcapasos natural, el nodo sinoauricular, también está enervado por el sistema nervioso autónomo y, por tanto, el cerebro puede influir sobre la actividad cardíaca. El sistema nervioso autónomo simpático, el que se activa en una situación de alarma, por ejemplo, tiene una influencia excitadora sobre el corazón y tiende a aumentar la frecuencia de latidos cardíacos. Al contrario, el sistema nervioso autónomo parasimpático, que se activa cuando nos recuperamos de una situación de alarma, por ejemplo, ejerce una influencia inhibitoria y tiende a disminuir la tasa de pulsos. La frecuencia cardíaca es menor cuando nos divertimos que cuando tenemos miedo, estamos enfados o simplemente nos aburrimos. La alegría ralentiza el corazón. Sin embargo, el pulso cardíaco no parece distinguir entre enfadarme con alguien o pasar miedo viendo una película. Es curioso que la percusión del corazón sea la misma para la rabia y el miedo. ¿Será que detrás de la rabia se esconde el miedo? Decía Shakespeare que «La ira es un veneno que uno toma cuando tiene miedo esperando que muera el otro».

La frecuencia cardíaca o el número de pulsos promedio que emite el corazón en un minuto no es quizás la medida más vinculada a los estados mentales, como la emoción o la cognición.

La característica más relevante del corazón es la variabilidad de la frecuencia cardíaca (VFC), hay que aprenderse este nombre, o estas siglas, se trata de la medida cardíaca estrella para la neurociencia. Esta medida se refiere a cómo de variable es el pulso, concretamente su frecuencia. Si entre un pulso y el siguiente transcurre exactamente el mismo intervalo de tiempo, el corazón tiene una VFC nula. Por ejemplo, un reloj que marca los segundo con un periodo exacto tiene una variabilidad de su frecuencia igual a cero. En el corazón esto sería impensable. Hasta los marcapasos artificiales llevan un sistema que, de vez en cuando, adelanta el pulso y, de vez en cuando, lo retrasa para introducir cierta variabilidad en el pulso. LA VFC es una medida de la capacidad de respuesta o flexibilidad de nuestro corazón, de su complejidad y riqueza dinámica. Si aumenta su frecuencia cardíaca, por ejemplo corriendo, pero lo hace manteniendo exactos los tiempos entre pulsos, no habrá cambiado la VFC. No siempre que cambia la frecuencia cardíaca cambia su variabilidad. No iba a ser tan fácil llegar al rey. Obviamente, tampoco sería funcional tener un corazón que emite pulsos de forma anárquica. El corazón es un rey, no un dictador.

Se ha observado que una disfunción cardiovascular conlleva, en la mayoría de los casos, un deterioro cognitivo. Por ejemplo, entre los factores de riesgo de demencia se encuentra la salud cardiovascular. Por ello, identificar en el cuerpo marcadores que nos alerten del funcionamiento cognitivo es clave para poder predecir estados de demencia o condiciones de pérdida de la cognición. Uno de los mejores marcadores fisiológicos que se emplean en la medicina preventiva es la VFC, considerada como un índice de control autónomo del corazón. Como hemos visto, la VFC refleja las variaciones en el intervalo entre latidos cardíacos consecutivos debidos principalmente a la interacción entre las entradas parasimpáticas y las simpáticas al corazón, a través del nódulo sinoauricular. El impacto que tiene la emoción o la cognición sobre la VFC es tal que algunos investigadores han propuesto esta variable como medida para evaluar la respuesta psicológica de una persona.

En general, a mayor variabilidad de la frecuencia cardíaca más positiva es la emoción. La alegría incrementa la VFC, el miedo y el enfado la disminuyen. Pero también hay una estrecha relación entre la VFC y la cognición. Para llegar a tales conclusiones, los investigadores miden en los voluntarios la VFC que tienen en un momento dado y acto seguido estiman, a través de cuestionarios psicológicos, sus capacidades cognitivas. La relación entre la VFC y dichas puntuaciones marca la fuerza de la relación. El resultado es que a mayor variabilidad de la frecuencia cardíaca, mayor es la puntuación en el índice de inteligencia global, mayor la capacidad de memoria y de atención, mayor fluidez en el lenguaje y mejor procesamiento lingüístico. En momentos de rumiación, donde una voz interna y espontánea se impone en nuestra mente recordando y recreándose en un problema, disminuye la variabilidad de la frecuencia cardíaca. Afirmaba Paracelso que el lenguaje no pertenece a la lengua, sino al corazón. «Déjame oírte hablar y te diré cómo es tu corazón», decía el médico suizo del siglo XVI.

Examinar cómo cambia la variabilidad de la frecuencia cardíaca es medirle el pulso a la vida. La VFC medida a lo largo del día proporciona información de los ciclos circadianos, la temperatura corporal, el metabolismo y el sistema hormonal que regula la presión sanguínea. Los cambios rápidos de la VFC reflejan el tono vagal, es decir, la modulación que el sistema nervioso ejerce sobre la frecuencia cardíaca a través del nervio vago. El dinamismo en los cambios de la VFC puede considerarse como índice del tono parasimpático cardíaco. Estos cambios rápidos son esenciales para la respuesta del organismo a la insoportable espontaneidad de la vida. Una reducción del tono vagal supone una falta de flexibilidad ante las demandas diarias, se pierde agilidad para generar y para frenar respuestas. El corazón debe responder con rapidez y firmeza, pero a la vez ser robusto y estable. La relación entre los cambios rápidos y lentos de la VFC se ha postulado como un posible indicador del equilibrio simpatovagal, medida relacionada con el control cognitivo y emocional. Este es uno de los temas más candentes de la investigación actual, con detractores y partidarios.

Para entender por qué la VFC puede estar relacionada con la emoción o la cognición debemos sumergirnos en la teoría de integración neurovisceral propuesta por Julian Thayer y Richard Lane en el año 2000. Este modelo sugiere que las áreas del cerebro involucradas en la autorregulación de la emoción y cognición también están involucradas en la actividad autónoma cardíaca a través del nervio vago. Más adelante veremos cómo el corazón influye sobre el cerebro, pero ahora nos centramos en el control de la corteza cerebral, control consciente, sobre la dinámica cardíaca. Dicho desde la rimbombancia científica, el modelo de Thayer y Lane expone los mecanismos neuroviscerales que relacionan la toma de consciencia de la emoción y la atención con el corazón. Esta teoría representa la explicación anatómica de por qué podemos controlar conscientemente nuestro corazón, y lo hacemos a través de la atención.

Decía William James en sus *Principios de la psicología* que:

«Todo el mundo ha tenido una experiencia de qué es la atención. Es la toma de posesión de la mente, de forma clara y vívida. Se selecciona uno entre los varios objetos o líneas de pensamiento que aparecen simultáneamente. La focalización, la concentración de la conciencia, es su esencia. Implica apartarse de algunas cosas para tratar eficazmente con otras. Es una condición que tiene como opuesto el estado de confusión, aturdimiento y cerebro disperso». Ante una emoción podemos dejar fluir la emergencia de las sensaciones que nos vienen o escoger conscientemente dónde se asienta la atención. Ese uso que hacemos de la libertad no solo sorprende al cerebro, llega hasta el corazón. La selección de un pensamiento frente a otro se hace con la ayuda de la corteza prefrontal; con la parte del hemisferio derecho ligeramente más que con la del izquierdo. Cuando esta se activa se ponen en marcha las vías que la comunican con otras áreas. Aquí comienza una transferencia descendiente, ya que va desde las partes altas o superficiales del cerebro hasta las partes más bajas o profundas. Lo que sucede en la corteza prefrontal llega, descendiendo, hasta la corteza cingulada y la ínsula. Ambas lo transmiten hasta la amígdala, área clave en la emoción. Y desde ahí al hipotálamo, que activa los núcleos de control vagal. A través de dicha secuencia, la actividad de la corteza prefrontal llega hasta el corazón. El Departamento de Psicología de la Universidad de Harvard lo expresó de forma muy clara: la mente sobre la materia.

La regulación consciente del comportamiento influye en la respuesta del cuerpo entero. Se ha observado que las personas que presentan una VFC alta estando en reposo, por ejemplo sentados sin hacer nada, presentan una mayor activación de los circuitos de inhibición prefrontal-subcorticales, lo que se manifiesta en mejores funciones ejecutivas. Es decir, una alta VFC supone un mayor control voluntario de la emoción. Al contrario, una VFC baja o en reposo está asociada con una pérdida de la actividad prefrontal y, por tanto, los mecanismos de control inhibitorio de la emoción son más débiles y provocan una mayor reactividad emocional. Según este modelo, desde una perspectiva neurovisceral, la regulación de la atención y la emoción son inseparables en el proceso de autorregulación. Reflexionar sobre nuestra capacidad de transformar una experiencia en latidos del corazón me parece, simplemente, fascinante. En la Murcia del siglo XII, el sabio sufí Ibn Arabi ya dijo que el corazón es el lugar donde se materializa el espíritu y se espiritualiza la materia.

Como vemos, científicamente se reconoce que las emociones o la cognición tienen impacto sobre el corazón y, por tanto, forman parte de ella. Pero hasta hace menos de 10 años no se les otorgaba ningún papel protagonista. Lo mismo les sucedió a la respiración y al intestino, como acabamos de exponer. Pero al igual que ellos, el corazón está recuperando su relevancia. El rey recupera el trono. Hablemos de la resurrección del corazón en el gran teatro de la mente.

LA PUERTA DE LA PERCEPCIÓN

La experiencia que estamos viviendo en este mismo instante será irrepetible. Es prácticamente imposible que se vuelvan a dar las mismas condiciones, tanto en el entorno que nos rodea como dentro de nuestro cuerpo. Habrá situaciones muy similares, pero nunca serán las mismas. Decía Heráclito que ninguna persona puede bañarse dos veces en el mismo río puesto que ni la persona ni el río serán los mismos. Este ha sido uno de los quebraderos de cabeza de los neurocientíficos. La actividad neuronal está constantemente fluyendo, nunca es la misma y nunca se está quieta. Desde la técnica se dice que la dinámica neuronal es no estacionaria y se la califica de espontánea porque no se sabe qué provoca esos cambios. Caracterizar una dinámica tan impermanente es, hasta ahora, un enigma para la ciencia. Un misterio fundamental ya que todo estudio científico se basa en esa espontaneidad. Veamos por qué.

En los laboratorios, para estudiar los mecanismos neuronales de la cognición o la emoción debemos estudiar primero la actividad basal de su cerebro, esa que cambia de forma espontánea constantemente. Por ejemplo, si queremos estudiar los mecanismos cerebrales que acompañan a la lectura, debemos comparar el cerebro de las personas leyendo con el que tenían instantes antes de comenzar a leer. Es obligatorio y necesario conocer la base de la que parte el cerebro antes de llevar a cabo cualquier tarea. Vamos desde donde venimos. Por ello, al estado cerebral que antecede a cualquier actividad se le llama actividad neuronal basal y es la que presenta el cerebro cuando no está involucrado en ninguna tarea específica; concretamente, la actividad neuronal que se observa cuando dejamos la mente a la deriva, sin una misión concreta. Se llama actividad basal del cerebro porque es la base desde la que parte para hacer cualquier faena. Su estimación es un punto indispensable en los estudios de neurociencia. El estado anterior a cualquier experiencia siempre va a marcar la experiencia. La percepción está apegada al instante anterior. Paradójicamente, la base sobre la que se construye la percepción es cambiante, impermanente, fluida e impredecible. Decía Borges: «El tiempo es un río, pero yo soy ese río».

La impermanencia de la actividad basal del cerebro nos indica que, como cabría esperar, el cerebro es un bosque muy dinámico. Hasta el año 1975 se adoptaba la idea de que el cerebro responde ante un estímulo y en ausencia de él se apaga. Nada más lejos de la realidad. Aunque no estemos involucrados en una tarea concreta, el cerebro estalla en actividad. Tiene su vida propia. La observación de la dinámica neuronal basal nos indica que la vida íntima del cerebro es candente, activa y escurridiza. Durante décadas se consideró esta actividad como ruido, debido a los inútiles esfuerzos por descifrar el patrón que la regía. Los primeros análisis sugerían que esa actividad era una suerte de juego de azar que nos abandonaba a su antojo. Solo un estímulo exterior, llegado por los sentidos, o un pensamiento interno podía poner algo de orden en semejante jaula de monos. Decía Hegel que: «El hombre es libre porque rompe su espontaneidad». Tal era el desconcierto entre la comunidad científica que a la actividad basal también se la conoce como dinámica espontánea del cerebro o ruido de fondo ya que se desconocía su origen o causa. Los modelos matemáticos más avanzados han podido arrojar algo de luz. Ahora sabemos que Dios no juega a los dados, como rogaba Einstein, sino que la actividad de base de las neuronas responde, entre otras fuentes, a sus procesos intrínsecos y, sorpresa, a la información que le llega de las vísceras. Ese constante chapoteo neuronal que parecía espontáneo y azaroso se desencadena en el organismo; refleja el constante fluir de los órganos. Por tanto, la base cerebral sobre la que se edifica la experiencia está cimentada en las vísceras. Las condiciones en las que se halla nuestro cuerpo en este mismo instante van a influir significativamente en cómo será la respuesta del cerebro ante cualquier suceso que surja. La lectura de estas líneas no solo depende de la reserva cognitiva del lector, de su interés, intelecto y formación, también se supedita a las bacterias de su intestino, a los tiempos de inspiración y espiración, a la postura de su esqueleto y a los latidos de su corazón. Está usted leyendo con todo el cuerpo. Percibimos desde el cuerpo. Veamos ahora cómo el corazón es una de las vísceras que más influye en la actividad basal del cerebro.

En la *rue* d'Ulm de Paris, muy cerca de los Jardines de Luxemburgo y del Museo de Marie Curie, está el laboratorio de Neurociencia del Centro Nacional de Investigaciones Científicas liderado por la profesora Catherine Tallon-Baudry. Fue allí donde se gestó la revuelta, un otoño del año 2013. En el mes de noviembre de ese mismo año, su grupo envió un artículo a la revista *Nature Neuroscience*, la joya de la corona de las revistas científicas. Después de tres meses de discusiones, se publica un estudio que muestra que la percepción está influenciada por el corazón. El titular afirmaba que vemos un objeto si nuestro cerebro responde a los latidos del corazón, de lo contrario, ese objeto pasará desapercibido. Para llegar a tales conclusiones, el grupo de investigación de la profesora Tallon-Baudry registró la dinámica electromagnética del cerebro de un grupo de personas mientras atendían a las imágenes que iban apareciendo en una pantalla. Se trataba de círculos que, con mayor o menor rapidez, aparecían y desaparecían en la pantalla. Las personas debían presionar un botón cuando fueran conscientes de haber visto dicho círculo. No siempre somos conscientes de todo aquello que pasa ante nuestros ojos, perdemos una cantidad considerable de información. Cada cierto tiempo la percepción parpadea. Con este experimento, los investigadores pretendían estudiar el estado del cerebro de los voluntarios ante un acto de percepción y explorar por qué a veces la «realidad» pasa desapercibida. Como el objetivo era identificar el papel del corazón en la percepción, se midió la dinámica cardíaca simultáneamente a la cerebral. Para sorpresa de los investigadores, los latidos del corazón tenían la capacidad de generar una respuesta en el cerebro. Si las neuronas cambian, estadísticamente, su comportamiento ante un latido, decimos que el cerebro ha experimentado una respuesta evocada por el corazón: HER por sus siglas en inglés, *heart evoked response*. Sus resultados indicaron que la respuesta del cerebro al corazón, HER, influye en cómo percibimos. Si la HER es alta, es decir, el cerebro responde al corazón, percibimos el estímulo visual mostrado en la pantalla. Si la HER es baja, y por tanto el cerebro no responde con fuerza al corazón, el objeto pasa desapercibido. Las diferencias estadísticas del HER que antecede a la percepción se localizaron predominantemente en dos regiones corticales, la corteza parietal posterior derecha y la corteza prefrontal ventromedial. Son, es curioso, zonas no directamente relacionadas con la percepción visual, por lo que se les otorga el papel de integración de la información visceral que formará parte también de la visión. El cerebro utiliza diferentes áreas para comprobar el estado del organismo antes de dar lugar a la experiencia de ver un objeto.

La defensa del cerebrocentrismo no se hizo esperar. Se especuló con que dichos resultados pudieran deberse a factores externos, ruido de las máquinas o presión sanguínea. Los investigadores del grupo francés eliminaron cuidadosamente todos aquellos posibles factores de confusión, incluida la excitación cortical general y las medidas específicas de excitación corporal. Esos factores no explicaban las diferencias. Ganaba el corazón. Una de las cuestiones sobre la que se está trabajando hoy es el poder identificar si la pérdida de percepción se debe a que el cerebro no haya respondido al corazón, o a que el corazón no se haya comunicado de forma eficiente con el cerebro. ¿Quién marca la percepción, la respuesta del cerebro o las señales del corazón? Esta disyuntiva es importante, ya que implica que la diferencia en las respuestas cerebrales a los latidos del corazón que preceden a la percepción podría no ser espontánea, sino que es un reflejo de la interacción entre el estímulo y algún aspecto del estado del cuerpo. Los psicólogos del siglo xix, entre los que destaca William James, ya habían defendido que los estados corporales asociados a la emoción son parte de la experiencia vivida. Sin embargo, en este caso, el grupo de Tallon-Baudry había demostrado que el corazón influye en la percepción de cualquier estímulo, no solo en los que nos despiertan emociones. Normalmente, un círculo negro en mitad de una pantalla no provoca una sonrisa o una lágrima; es un objeto neutro y además insignificante. Pero aun así, ahí también está presente el corazón. Según este estudio, clave para la neurociencia, no podríamos afirmar que Aristóteles estaba en lo cierto y que el corazón es el último asiento de la sensación; pero sí podríamos argumentar que el corazón es crucial para ello. Si el cerebro toma tan en serio el corazón, la comunidad científica debía también hacerlo. Y así lo hace.

Como vemos, la percepción depende del eje cerebro-corazón. La Universidad de Londres midió en el año 2020 la influencia del ciclo cardíaco en las tres fases de la percepción: primero buscamos, después nos detenemos en el encuentro y, finalmente, nos apartamos. Estas fases pueden identificarse muy claramente a través del movimiento de los ojos que, como tal, buscan, se detienen y se apartan. Sus resultados mostraban que cuando el corazón late, movemos más los ojos, en busca de la información relevante. En ese momento, la actividad de los barorreceptores que informan de los cambios de la presión arterial influye significativamente sobre la actividad neuronal involucrada en la búsqueda de información. Al llegar la fase de diástole, se produce una fijación de la mirada; la transmisión de noticias cardíacas se reduce. Finalmente se produce el parpadeo, momento en el cual entramos en la red por defecto del cerebro y nos sumergimos en el océano de nuestra vida interior. El corazón no es solo una puerta hacia la percepción, marca también el ritmo de entrada. Cuando el corazón se contrae y emana la sangre al cuerpo, sístole, nuestros ojos buscan la información más relevante entre el mundo que observa. Esos movimientos, de apariencia aleatoria, representan la competencia por los recursos de la atención. Cuando el corazón se expande y llena, diástole, nos empapamos de la información que hemos seleccionado como relevante cuando se vaciaba. Dicho técnicamente, las señales ascendentes cardíacas hacia el cerebro desempeñan un papel importante en la moderación de los procesos cognitivos. El latido cardíaco marca el ritmo al que percibimos. Ahora podemos entender un poco mejor por qué la variabilidad de la frecuencia cardíaca es tan importante. Un corazón que lata puntualmente, como un reloj, solo nos mostraría el mundo que camina a su paso. Sin embargo, un corazón con una rica variabilidad de la frecuencia cardíaca nos abre las puertas a un mundo más amplio e independiente de nuestra rigidez.

Ya sabemos que la actividad espontánea del cerebro determina la respuesta que este generará ante la llegada de un acontecimiento. Sabemos que esa espontaneidad contiene, en parte, la respuesta neuronal al latido del corazón. Por tanto, era inmediato pensar que la reacción del cerebro ante un acontecimiento depende del ciclo cardíaco. En la Universidad de Sussex, en Inglaterra, se formularon la siguiente pregunta: ¿Nos duele más un golpe si sucede en el momento del latido? Este grupo de científicos hizo un experimento en el que un grupo de voluntarios se sometía a una secuencia de estímulos dolorosos, calambres eléctricos, que aparecían a veces en el momento del latido cardíaco y otras veces pasado un tiempo. Los resultados volvían a ser contundentes: cuando el dolor se presenta durante la sístole, el latido, la actividad cerebral es más fuerte que durante la diástole, el reposo cardíaco, donde además el cambio de la presión arterial es más pronunciado. Estos resultados mostraban que el procesamiento de estímulos somatosensoriales se altera a lo largo del ciclo cardíaco, lo que evoca cambios diferenciales en el estado corporal. Duelen más los golpes si mi corazón acaba de latir. Utilizando imágenes de resonancia magnética funcional del cerebro y teniendo en cuenta la dinámica cardiovascular, los investigadores mostraron que la percepción sensorial durante la sístole cardíaca provoca cambios importantes en la actividad neuronal dentro de la amígdala, la ínsula anterior y la protuberancia. Por tanto, se concluía que la actividad del corazón es relevante para los mecanismos emocionales, como la percepción del dolor o la ansiedad. Este estudio muestra, además, que la hipertensión puede ser un condicionante en la respuesta corporal a la emoción. Cuidar la tensión es también cuidar la emoción.

El dolor es una experiencia tan altamente subjetiva que cabe preguntarse si la actitud podría acentuar o, al contrario, podría desempeñar un papel analgésico. No es el estrés lo que nos mata, sino nuestra reacción a él, decía el investigador Selye, como ya he apuntado. Se sabe que ante un suceso doloroso abrirse a la experiencia reduce la ansiedad. Por el contrario, la evitación incrementa la angustia y se realimenta el dolor. Esto es lo que midieron en la Universidad de Wisconsin Madison en el año 2013. Un grupo de personas fue sometido a un escáner cerebral sabiendo que un fino aparato les iba a proporcionar un molesto toque. Los investigadores pretendían reproducir una experiencia anticipadora, aquella que sufrimos cuando sabemos que algo no muy agradable está por llegar: ir al dentista, saber que se avecina una discusión o vivir con dolor crónico. Cuando finalmente el dolor llegaba, aquellos que se abrían con observación ecuánime a la experiencia notificaban, por supuesto, el dolor, pero su valoración era menos agria que la de aquellos que evitaban la atención sobre las sensaciones. La diferencia en la experiencia vivida se localizó en la ínsula. Ante el conocimiento de que un dolor está por llegar, la ínsula anticipa la sensación activando más sus neuronas. Cuando el dolor se presenta, la actividad neuronal ya lo estaba esperando. Su respuesta a los latidos del corazón era más fuerte. Como resultado, la sensación de dolor es aún peor que si no nos aferramos a las expectativas. Cultivar la apertura a la experiencia, por ejemplo a través de la meditación, regula la representación anticipadora de la ínsula al dolor. La integración de las vísceras, en este caso el corazón, es más equilibrada. Recordemos que la atención la podemos controlar desde la corteza frontal, que, a través de sus vías descendentes, regula, entre otras zonas, la ínsula y, finalmente, el corazón. Era el modelo Thayer-Lane.

Gracias a estudios realizados en animales se han podido identificar ciertos mecanorreceptores y quimiosensores que emiten descargas eléctricas cuando el corazón se contrae. Estos receptores del movimiento de la pared cardíaca y su bioquímica transmiten la información al cerebro a través del tálamo. Lo mismo sucede con las demás vísceras, por ejemplo, el intestino. Son neuronas que captan los parámetros fisiológicos del estado interno del cuerpo. Estas señales, aferentes, ascienden e ingresan en el cerebro por los nervios craneales IX y X, entre los que se encuentran el nervio vago y el glosofaríngeo, o mediante la médula espinal. Después de recorrer diferentes núcleos llegan al tálamo, desde donde se distribuyen en el cerebro. Sus dianas principales son la ínsula posterior, la corteza cingulada anterior y la amígdala. Son las áreas cerebrales más influenciadas por el corazón.

Los resultados que muestran la influencia del ciclo cardíaco sobre la percepción podrían dejar ciertamente desconcertado al lector. Nuestra percepción depende de los latidos cardíacos, y sin embargo raramente somos conscientes de ellos. ¿Tengo que llevarme la mano a la muñeca para conocer el momento de disparo de mi corazón y decirle así al enfermero que espere a pincharme para que me duela menos? Sería fácil caer en ese parodia, desde luego los resultados experimentales invitan a ello.

Lope de Vega, en su obra *La Dorotea*, recupera la imagen del sol sobre el que gira la Tierra para referirse al corazón. «Como el sol, corazón del mundo, con su circular movimiento forma la luz, y ella se difunde a las cosas inferiores. Así mi corazón con perpetuo movimiento, agitando la sangre, tales espíritus derrama a todo el sujeto, que salen como centellas a los ojos, como suspiros a la boca y amorosos conceptos a la lengua», así habla el poeta Fernando, amante de la Dorotea.

NO VEMOS LAS COSAS COMO SON, SINO COMO SOMOS

En el siglo XIX, el psicólogo William James identificó dos formas de percibirse a uno mismo, una pasiva y otra activa. Un paseo por el bosque de la Sierra de Madrid una tarde de invierno puede evocar en nosotros el pensamiento de «hace frío» o de «tengo frío». La primera elección haría referencia a una percepción pasiva donde yo soy el objeto, «mí». Al contrario, la alternativa me sitúa como el protagonista de la acción, el sujeto «yo». Esa decisión, aparentemente inocente, revela el lugar desde el que percibo el mundo. Escuchar los propios pensamientos puede ser una sarcástica revolución. Si abundan los pensamientos desde la perspectiva de sujeto, podríamos concluir que nuestra interpretación interna del mundo es bastante autorreferencial. Según el visionario James, esto debería tener consecuencias en la organización cerebral. Y así es. El grupo de la profesora Tallon-Baudry mostró que cuando nos situamos en el papel del actor, perspectiva desde el «yo», se activa el área del precúneo izquierdo. Esta área está muy involucrada en la memoria autobiográfica, es una zona muy castigada en la enfermedad de Alzheimer. Sin embargo, cuando nos pensamos como objeto, se excitaba la corteza prefrontal ventromedial izquierda. Esta zona es la que más se activa cuando meditamos y nos convertimos en el objeto de observación de nosotros mismos. Sus resultados probaban, por primera vez, que la doble dimensión de la autopercepción tiene una base neuronal; lo que no intuía James es que la idea que tenemos de nosotros mismos depende también del corazón.

Para llegar a tales conclusiones, el grupo de investigación francés midió simultáneamente la actividad cerebral y la cardíaca a un grupo de personas a los que se les pidió que dejaran su mente a la deriva. No había ninguna instrucción, nada que hacer. Se quería observar la naturaleza propia del cerebro, estudiar su vagabundeo y evaluar si, espontáneamente, surgen pensamientos centrados en el yo. Las personas, dentro de las máquinas de neuroimagen, dejaban volar su mente. Cada cierto tiempo, una señal luminosa interrumpía el torrente incontrolado de pensamientos y, en ese instante, los voluntarios debían evaluar la intensidad con la que estaban pensando en sí mismos, y notificarlo. Así, los investigadores podían evaluar cómo es la respuesta neuronal y cardíaca cuando somos sujeto u objeto. Los resultados mostraron que, cuanto más responden las neuronas a los latidos del corazón, más pensamos en nosotros mismos. Esta es, para mí, una de las sentencias más profundas de la neurociencia moderna. ¡La de veces que habré podido leer ese artículo! El cerebro responde al corazón de forma más intensa si nuestra percepción es autorreferencial, si nosotros somos los protagonistas de nuestra narración. Este efecto es especialmente pronunciado en la región del precúneo, un área clave para la memoria de nuestra propia vida, la percepción de nuestro cuerpo en el espacio y la conciencia de uno mismo. Uno de los argumentos más apoyados es que las contracciones del músculo cardíaco podrían activar circuitos cerebrales de percepción interna. Aunque no seamos conscientes del impacto que supone el impulso de la sangre hacia el resto del cuerpo, el cerebro sí lo procesa. La sensación no consciente del propio cuerpo daría lugar a la experiencia de uno mismo. Cada latido cardíaco representaría, por tanto, una campanada que nos llama hacia dentro. Decía María Zambrano que «el corazón es centro, porque es lo único de nuestro ser que da sonido».

El constante latido del corazón supone un marcapasos egocéntrico que nos devuelve al origen una vez por segundo, aproximadamente. Sin embargo, cabría preguntarse qué sucede cuando abandonamos nuestra realidad para sumergirnos en imaginaciones donde nuestro personaje puede ser muy diferente al real. Aunque la imaginación se construye con ladrillos de realidad, como decía el filósofo David Hume, tenemos la capacidad de inventar escenas donde los personajes aparecen y desaparecen a voluntad, donde nos representamos a nosotros mismos como uno de los actores de un relato fianticio. En este momento, estoy sentada frente a mi ordenador escribiendo estas líneas, pero podría apartar la mirada de la pantalla, recostarme en la silla e imaginarme siendo una famosa cantante de pop que es recibida por la reina de Inglaterra en el palacio de Buckingham. Aunque esa ficticia cantante nada tenga que ver con mi persona, lo cierto es que podemos imaginarnos siendo cualquier personaje mientras mantenemos la idea de ser nosotros. No es que me imagine a una cantante con la reina, sino que me imagino que yo soy una cantante que toma el té con la reina. ¿Cómo distingue en ese caso nuestro cuerpo entre yo y los demás?

Cuando imaginamos se activan, curiosamente, las áreas cerebrales de la memoria, aunque la información que llega por los sentidos y la del propio movimiento están atenuadas. Sin embargo, la comunicación con el interior del cuerpo se mantiene activa.

Para seguir el rastro de nuestra propia identidad, aun en ausencia de una identidad real, se hizo un experimento en el que los voluntarios debían imaginarse a ellos mismos en diferentes situaciones. La actividad eléctrica de sus cuerpos se comparaba entonces con la que tenían cuando imaginaban a un amigo en cualquier otra situación. Es decir, se compara la actividad eléctrica cerebral y cardíaca cuando imagino a mi amiga María paseando por un pueblo segoviano con la que presentan mis neuronas y corazón cuando me imagino a mí paseando por aquel pueblo de Castilla. Cuando nos imaginamos a nosotros, conservamos el sentido de identidad propia, aunque yo me imagine en una situación absolutamente inverosímil, alejada de mis posibilidades, o simplemente que no está ocurriendo ahora mismo. Cuando somos los protagonistas de cualquier imaginación, el cerebro responde con más fuerza a los latidos del corazón. Sin embargo, cuando el protagonista de nuestra novela de ficción es otro, la respuesta neuronal a los latidos del corazón es más débil. El centro se desplaza a cualquier escenario inventado y las señales corporales parecen ser los cimientos que lo mantienen erguido.

Estos resultados son coherentes con los que acabamos de ver: cuanto más responden las neuronas a los latidos del corazón, más pensamos en nosotros mismos. En estos experimentos observaron que la distinción entre yo y el otro no depende de la emoción generada. El rastreo de la identidad se mantiene cuando nos imaginamos envueltos por la emoción de un viaje soñado y cuando nos imaginamos colgando la ropa al sol. Las áreas cerebrales que codifican la diferencia entre nosotros mismos y los demás son regiones multifuncionales como el precúneo, que aportaría las transformaciones visuoespaciales que me trasladan hasta lugares imaginados y la memoria autobiográfica que dota de ladrillos de realidad para construir el sueño. También interviene la corteza cingulada, clave en la integración cardíaca del yo. Es la respuesta al corazón lo que distingue el marco de referencia adoptado en la imaginación, centrado en el cuerpo para uno mismo y centrado en el mundo exterior para los demás. Los latidos del corazón actuarían como una señal interna integrada por el cerebro para clasificar un proceso mental como relacionado con nosotros mismos o relacionado con otra persona. En un principio se postuló que aquellas personas que tienen mayor conciencia interoceptiva, mayor atención a las sensaciones corporales, presentaban una mayor representación de la identidad en la imaginación, pero no fue así. Actualmente se está investigando cómo son estos mecanismos en el caso de las poblaciones afectadas por autismo, o cómo se moldea esta respuesta neuronal cardíaca ante la empatía.

Se ha observado que la respuesta neuronal de estas regiones al latido cardíaco es más rápida cuando imaginamos que cuando vivimos una experiencia real. Aún se desconocen los motivos de esta aceleración, pero se sospecha que la imaginación altera varias fases del ciclo cardíaco. En los años sesenta, los investigadores John Lacey y Beatrice Lacey observaron que, cuando comenzamos a hacer una tarea, el corazón se desacelera, retrasa levemente su latido cardíaco. Este efecto se ha asociado a los mecanismos preparatorios. En el cuerpo nada es instantáneo, todo requiere un tiempo de elaboración. Durante ese tiempo la atención se sostiene para acumular información del ambiente que permita diseñar una buena estrategia. Esta desaceleración anticipadora del corazón que permite al cerebro preparar su respuesta se conoce como «bradicardia de la atención». Esta desaceleración depende de la relevancia de la tarea que tenga que realizar, sobre todo depende de la incertidumbre que conlleve el acto. Llenar un vaso de agua y beber es una operación muy incorporada en nosotros, el cerebro la conoce bien. Esto no supondría gran desaceleración cardíaca. Sin embargo, cruzar una bulliciosa calle implica muchas variables, algunas predecibles y otras no tanto, pero sobre todo está teñida de precaución. En este caso, el corazón retrasa su latido con mayor mesura y reserva. Una vez que se ha iniciado la respuesta, cruzar la calle, por ejemplo, el corazón recupera su ritmo. Una acción y la otra conllevan respuestas neuronales diferentes, debidas también a su respuesta al corazón.

El corazón interviene en el tiempo de reacción. A mayor complejidad de la situación, mayor es el tiempo que necesita para elaborar la respuesta. Pero si la situación es imaginada, el cuerpo, consciente de ello, no detiene sus procesos para dar una respuesta que se adecue al entorno. Volvamos a la calle. Cuando me dispongo a cruzar la Quinta Avenida de Nueva York, debo integrar la información de los coches que se aproximan, del semáforo, de las personas, de mi estado, mi agilidad y mi posición en la calle para tomar la decisión de cruzar. Ese tiempo de preparación, instantes, son eternos para el corazón que detiene su pulso para atender bien a la espontaneidad de un mundo que puede ser peligroso. Cuando, sentada en mi sofá, me imagino cruzar la avenida neoyorquina, el cuerpo sabe que no es real y no presta importancia a las decenas de coches que vienen por ambos lados a toda velocidad. En la imaginación el corazón no se detiene. La respuesta del corazón marca también la realidad.

Los resultados además brindaron la oportunidad de conocer los límites y el alcance de la imaginación. Aquellas personas que tienen más clara la diferencia entre ellos mismos y los demás, cuando imaginan, son también aquellas que pasan más tiempo soñando despiertos. Estos resultados apoyan la idea de que las ensoñaciones ayudan a formar la identidad. Cada vez que vamos detrás de nuestras fabulaciones estamos cimentando nuestra casa. Habrá que tener cuidado con lo que imaginamos, no sea que se cumpla. «Nada es más libre que la imaginación humana», decía también David Hume.

EL OLVIDO DE SÍ

En este libro he bautizado el corazón como el marcapasos egocéntrico del cuerpo basándome en los experimentos que concluyen que cada latido permite dar lugar a la idea de nosotros mismos. Dicho técnicamente, la respuesta neuronal evocada por el corazón proporciona subjetividad a la experiencia y hace que la vivamos en primera persona. Nosotros somos los protagonistas de nuestra vida, al fin y al cabo. No se trata de narcisismo, sino de perspectiva. La capacidad de saborear o enunciar un «yo» requiere de la existencia de una base biológica que permita definir el organismo como una entidad. Yo soy todo mi cuerpo. Sin mi cuerpo no soy. La respuesta del cerebro a las vísceras constituye ese marco subjetivo en el que se apoya la consciencia para dar cuenta de nosotros mismos. El intestino es el órgano más lento, pues late unas 3 veces por minuto. La respiración es algo más rápida, unas 15 veces por minuto. Sin embargo, la velocidad a la que transcurren las escenas en el gran teatro del mundo es mayor, nuestra vida se mide en segundos. Ese es, precisamente, el ritmo del corazón y del cerebro. Casi un latido por segundo para el músculo cardíaco, y entre 1 y 100 para las neuronas. Esta velocidad sitúa el corazón como el órgano más estrechamente vinculado a la percepción y en especial a la percepción, desde nuestra identidad. Recordemos que no vemos las cosas como son, sino como somos. Sabemos ya que cuanto más responde el cerebro a los latidos del corazón, más pensamos en nosotros mismos; que

cuando nos imaginamos o recreamos en una imagen donde nosotros somos los protagonistas, la comunicación entre el corazón y
el cerebro es más fuerte. El corazón dota de identidad a nuestras
vivencias, permite dar lugar al misterioso y huidizo yo. Convierte
lo que vemos en lo que somos.

La meditación, aunque a veces se defina como una técnica
mental de control de la atención sobre uno mismo, va más allá.
Es un tiempo durante el cual somos el objeto de observación,
de escucha. Es una contemplación ecuánime o curiosa de lo que
sentimos en el cuerpo, de las proyecciones mentales que se despliegan espontánea e involuntariamente. Es ser consciente de
una experiencia que no me aparta, pero que al mismo tiempo no
se consume en mí. Algunos maestros la han definido, con acierto, como una vuelta a casa. Hemos visto que el corazón forma
parte indispensable de la red de órganos que se esconde bajo
la percepción. La interacción entre el corazón y el cerebro media en la observación de un objeto, en una imaginación, o en un
recuerdo. Hemos visto que, cuando pensamos en nosotros mismos, la respuesta del cerebro al latido cardíaco es mayor. Pero
pensar en mí misma no es lo mismo que observarme a mí misma. Algunos estudios, y muchos comentarios, han acusado a
la meditación de agudizar el egocentrismo o narcisismo entre
quienes la practican. Están en lo cierto si se entiende o explica la meditación como el arte de pensar o analizar cada suceso
que ocurra en la mente. En ese caso, la práctica de la meditación se convertiría en un hábito que fomenta la relación entre el
corazón y el cerebro, dando lugar a personas con una mayor vivencia autorreferencial. «Esto me gusta, esto no me gusta, esto
me molesta, esto me ha hecho sentir dolida o me ha motivado».
Diría que la meditación es lo contrario, es la escucha, no la interpretación intelectual o emocional de uno mismo. No es la mi-

rada es la escucha. ¿Qué pasa en el cuerpo en ese momento de escucha ecuánime?

Diversos estudios han aportado una base científica que permite concluir que la práctica habitual de la meditación es beneficiosa para la salud cardiovascular. Respecto a la función cardíaca se ha observado que, durante la meditación, aumenta la variabilidad de la frecuencia cardíaca, medida que hemos mencionado como marcador de la integración corporal de la emoción. Sabemos que los meditadores presentan cambios funcionales y anatómicos en áreas claves del cerebro. Pero hasta hace poco no se había estudiado qué sucede en la relación entre el corazón y el cerebro durante la observación ecuánime o escucha de uno mismo, la meditación. En el año 2019, un grupo de investigadores de las universidades de Shanghái, Minnesota y Pittsburgh viajaron hasta los monasterios de Qiongke y Jiagu, en el Tíbet, con sus equipos de electroencefalografía y electrocardiografía, para medir en los monjes de dichos templos la actividad eléctrica de sus cerebros y corazones simultáneamente. En una conversación con uno de los investigadores del equipo, el doctor Haiteng Jiang, me mostró las fotografías de unos monjes ataviados con sus túnicas granates, sentados en postura de meditación frente a la imagen de un Buda en la sala *gompa* del monasterio, con un gorro clínico del que salían unos veinte cables que, conectados a un ordenador, medían la actividad eléctrica de la superficie del cerebro y del corazón unas 500 veces por segundo. Para aquellos que estamos fascinados con medir la biología de lo inmensurable, esa foto era un trofeo. El doctor Jiang y yo comentábamos, con más orgullo que verdad, que estábamos contribuyendo a que la ciencia y la espiritualidad dialogaran.

En la tradición budista tibetana, la práctica suele comenzar con un periodo de meditación *samatha*, de calma mental donde el practicante dedica un tiempo a focalizar su atención sobre un objeto, una imagen de un Buda, por ejemplo, o la recitación de un mantra. La palabra «mantra» en sánscrito viene de *man*, mente, y *tra*, instrumento. El mantra como instrumento para tocar la mente. Una vez calmada, se procede a la meditación Vipassana, donde se cultiva la observación de la identidad. Los investigadores de este estudio reclutaron a 85 monjes con una sólida trayectoria de meditación para poder estudiar la interacción entre el cerebro y el corazón durante la observación de uno mismo. Recordemos que no se trata de analizarse uno mismo, sino de observar ecuánimemente. Sus resultados, publicados en la revista *Cerebral Cortex*, mostraban algo que sorprendió a la comunidad científica: cuando los monjes comienzan a meditar, la interacción entre el cerebro y el corazón disminuye.

Nuestro romanticismo hubiera apostado por lo contrario: la meditación unifica el corazón con el cerebro. El mismo doctor Jiang me confesaba que ese resultado hubiera sido más mediático y apasionado, pero la naturaleza es siempre más compleja de lo que parece. Apoyados en los resultados que hemos visto anteriormente, sabemos que, de haber sido así, los monjes hubieran estado pensando o recreándose en la imagen de sí mismos. Lo que aporta este estudio es que, durante la meditación, la identidad se aparta. Sus medidas estadísticas mostraban que, pasados unos 300 milisegundos del latido cardíaco, la respuesta neuronal al pulso del corazón disminuye. La reducción de los potenciales cerebrales evocados por el corazón se observaba principalmente en la corteza cingulada anterior. Esta región debe mediar en la constante interferencia que producen los recuerdos e imaginaciones, normalmente centrados en nuestra imagen, sobre el mantenimiento de la atención ecuánime. Es muy habitual que, durante la práctica de la meditación, nos asalten escenas mentales donde nosotros somos los protagonistas. La Universidad de Ámsterdam postula que la actividad de esta zona en los monjes tibetanos es menor debido al descenso en las distracciones egocéntricas, en las que parece intervenir el corazón. La disminución en la respuesta del cerebro al latido cardíaco sucede significativamente en la onda gamma, la emisión de descargas eléctricas neuronales unas 100 veces por segundo, en zonas frontales y emocionales. Este resultado se interpreta como un potencial estado de metaconsciencia donde el mantenimiento de la atención sobre uno mismo regula la evocación de imágenes con carga emocional y centradas en mi personaje. Ya recitaba Dogen Zenji, fundador de la escuela Soto de la tradición budista Zen, que «conocerse es olvidarse de sí mismo».

Durante la meditación, ¿se ha desconectado el cerebro del corazón, o es el corazón el que se ha desenganchado del cerebro? ¿O ambos? No se sabe, pero lo cierto es que el olvido de sí conlleva una moderación en la relación entre ambos órganos. No siempre lo máximo es lo óptimo, hemos repetido en varias ocasiones en este libro. En el *Corpus* aristotélico se señala el corazón como el principio del movimiento y la fuente del calor innato del organismo, mientras que el cerebro tenía la función de enfriarlo. Aristóteles ha pasado a la historia como el gran cardiocentrista de Occidente, ideas no aceptadas por gran parte de los médicos de la Grecia clásica. Hasta Galeno llegó a decir que «el cerebro de Aristóteles no había entendido nada». Sin embargo, 2.400 años después, a la vista de los datos que aporta la neurociencia, podríamos apostar por la tensión entre el corazón y el cerebro. En mi opinión, Aristóteles no se posiciona ante el cardiocentrismo, sino que reivindica su sitio, y defiende la relación o equilibrio entre los órganos. No es más importante el fuego que la brisa, la cual, o bien lo alimenta, o bien lo apaga.

EL FUEGO

Decía el filósofo Jean Jacques Rousseau que «el corazón es la regla con la que se mide el mundo». Menos poético es el lenguaje científico, que podría traducir a Rousseau enunciando que el latido cardíaco representa el suceso ante el cual las neuronas de ciertas partes del cerebro se organizan en circuitos que dan lugar a la percepción subjetiva que cada uno construimos de la realidad. El latido cardíaco es, por tanto, la regla con la que mido mi mundo, donde la escala se mide en unidades de «yo».

Que el corazón interviene en la percepción, siempre subjetiva, es una idea científicamente revolucionaria pero no nueva para Occidente. Lo que es hoy objeto de debate en las modernas universidades fue también objeto de discusión en la Academia de Platón, en las Escuelas de Hipócrates, en el Liceo de Aristóteles, en las salas de investigación de Galeno, en las madrasas de Averroes o en los palacios renacentistas de Vesalio. El debate se zanjó en los burgueses salones de Descartes. Afortunadamente, el debate sobre el significado mental del corazón se reanuda hoy en los laboratorios de biomedicina.

En este capítulo hemos visto que el ciclo cardíaco influye en la percepción del mundo externo, por ejemplo, visualizar una escena, y de algo tan interno, subjetivo e íntimo como el dolor. El corazón, con su pulso, marca el ritmo de la actividad neuronal que nos permite situarnos en nosotros mismos y quedarnos con aspectos concretos del ambiente; es decir, está involucrado en lo que percibimos y desde dónde lo hacemos. Eso sucede instante a instante en cada situación.

Viajemos hasta Estados Unidos, a Minneapolis. En el año 2020 un policía mató a George Floyd, un ciudadano de raza negra. La violencia de su asesinato fue la gota que colmó el vaso de una sociedad cansada ya de tantos actos racistas. Según una estadística publicada en el año 2015, las personas de raza negra tienen el doble de probabilidad de estar desarmadas cuando las matan que las personas blancas. Pero como la información no siempre se convierte en conocimiento, el policía que cruelmente asfixió a Floyd desencadenó en sí sus estereotipos raciales. Su actuación se convirtió en un ejemplo de excitación fisiológica exagerada por estereotipos implícitos, dicho de manera técnica. Su cerebro experimentó una sobreexcitación emocional ante lo que él consideraba una amenaza. Si se hubiera podido medir la dinámica neuronal de aquel policía, se habría observado un aumento desmesurado de la actividad de la amígdala, que produjo una cascada fisiológica que redujo considerablemente la capacidad de controlar su propio comportamiento. La amígdala está muy influenciada por el corazón. Veamos por qué aquel policía siguió su corazón en aquel fatal suceso.

Años antes del brutal asesinato, en 2015, la Universidad de Londres estudió el papel del corazón en la identificación de percepciones racistas. Para ello, un grupo de 30 voluntarios tenía que clasificar las imágenes que veían en dos grupos: herramientas de trabajo o armas. Antes de la aparición de estos objetos se les mostraban fotografías de hombres, algunos blancos y otros negros. Los resultados mostraban que la percepción del objeto dependía del rostro aparecido inmediatamente antes: un martillo era percibido como un arma si le antecedía la fotografía de una persona negra. Pero los resultados se complicaban más. Las imágenes se mostraron en dos condiciones: en una, aparecían coincidiendo con la sístole; en otra, con la diástole. ¿Activa el corazón nuestra representación del mundo? La respuesta fue sí. Aquellas imágenes que fueron mostradas coincidentes con el latido cardíaco acentuaron el sesgo racista, y las imágenes tenían una mayor probabilidad de ser catalogadas como peligrosas. Por el contrario, las imágenes que no coincidían con el latido seguían estando teñidas por el racismo pero en menor grado. Los participantes en el estudio mostraron un mayor sesgo racial en el periodo de máxima actividad barorreceptora, cuando el corazón está transmitiendo con mayor potencia información acerca de su propia actividad.

Los experimentos de Londres ahondaron un poco más. En este caso, los participantes no debían clasificar objetos como herramientas o armas, sino etiquetar unas fotografías como aquellas que contienen a hombres con herramientas o con armas en sus manos. Por supuesto, en las fotografías aparecían hombres blancos y negros. Casi no hace falta exponer los resultados, el lector ya habrá imaginado que las instantáneas con hombres blancos eran catalogadas como inofensivas un número estadísticamente superior de veces que las imágenes protagonizadas por hombres negros. En este caso, los participantes en el estudio tenían que decidir, solo mentalmente, entre si disparaban o no. Los autores concluyeron de sus análisis que los participantes de raza blanca eran más propensos a «disparar» a hombres negros desarmados que a individuos blancos desarmados cuando las imágenes se percibían durante la sístole en comparación a cuando se percibían durante la diástole. Una vez más se concluía que el sentimiento racista dependía también del corazón. En este experimento, los participantes estaban en situación de alerta, preparados para una posible acción ante una situación que ellos considerasen como peligrosa. En esos estados de alerta, que todos vivimos en mayor o menor medida, es crucial la actividad de la amígdala, que sentenciará la situación como peligrosa o no. Ahora sabemos que la respuesta de la amígdala estaría reforzada por la fuerza de la señal cardíaca. La amígdala escucha al corazón para determinar su veredicto y este escucha a la amígdala. Pero al mismo tiempo, se inhibiría la respuesta de la corteza prefrontal dorsolateral, aquella que regula los procesos de contención de la conducta. La fuerza de la pareja formada por la amígdala y el corazón impide la regulación autónoma de la corteza prefrontal y se cohíbe la capacidad de ajustar el comportamiento. El policía que mató a Floyd estaba cegado por su corazón.

Este mecanismo de relación entre el cerebro y el corazón podría ser una guía en el diseño de intervenciones de desaprendizaje u olvido de miedos y respuestas que se manifiestan casi automáticamente. Puede ser una acción racista, pero también una respuesta despectiva o una situación vivida con pánico o estrés. Esta integración cardíaca no solo sucede en situaciones tan extremas como la protagonizada por aquel policía, en menor intensidad está presente en la vida diaria de todos. Los resultados de este estudio mostraban que el corazón, o las aferencias cardíacas que llegan hasta el cerebro, despliegan la representación interna que cada uno ha construido del mundo, fruto de su cultura, del momento actual, o de su biografía. Aquel que es racista se mostrará más racista durante la sístole. No es el latido lo que nos convierte en racistas, es el latido lo que desvela el comportamiento racista. No hay que caer en la asociación de que el latido cardíaco despierta esos lados oscuros en nosotros, los despierta si los llevamos dentro. Decía Kavafis en su poema *Itaca*:

A lestrigones y a cíclopes
o al fiero Poseidón no habrás de hallarlos
a no ser que los lleves en el corazón,
mientras tu corazón no los ponga frente a ti.

Desde las Escuelas de Alejandría hasta la Edad Media, el corazón ha tenido siempre una estrecha correspondencia con la moral; con el juicio que llevamos dentro. Basta un breve paseo por las calles de cualquier país de origen cristiano para verse rodeado de imágenes místicas del corazón de la Virgen y del Sagrado Corazón de Jesús. Símbolos que nos recuerdan que el corazón puede estar lleno de dolor y de heridas pero también de amor y de compasión. Está en nuestra cultura; también en nuestra ciencia moderna.

En el año 2011, la Universidad de Tokio publicó un estudio de psicofisiología donde se estudiaban las bases biológicas de la empatía, en concreto se pretendía examinar el papel del corazón en tan digna y humana capacidad. Además de ser una honrosa propiedad, pone en juego la trascendencia de uno mismo para resonar con el otro. El equipo de investigación reclutó a un grupo de participantes que debían valorar la emoción que expresaban los ojos de otras personas mientras se registraba la actividad eléctrica de sus corazones y cerebros. Aunque sus resultados no mostraban cambios significativos en la dinámica cardíaca, sí se observaron alteraciones en la respuesta del cerebro al latido del corazón. En concreto se apreciaba una mayor respuesta neuronal en la zona frontal del cerebro durante la sístole. Las aferencias cardíacas que ascienden hacia el cerebro impactan como primera diana en las áreas límbicas, la amígdala principalmente, involucrada en las emociones tanto de signo positivo como negativo. Pero también influyen en la dinámica de la corteza cingulada anterior y la ínsula, cuyas proyecciones alcanzan la corteza frontal. El cerebro integra ahí la información que le llega de las vísceras, en este caso del corazón. Se habla, por tanto, de áreas cerebrales donde se cierra el círculo cerebro-organismo, donde uno influye sobre el otro, y viceversa. Las áreas viscerosensoriales del cerebro emiten y reciben información al y desde el organismo. En este estudio, la empatía pone de relieve la capacidad del cuerpo de mimetizarse con el otro, pero también la destreza para cultivar sentimientos como la compasión o el altruismo. Las áreas implicadas son núcleos de aprendizaje no solo de manifestación. Un estudio publicado en el año 2017 en la revista *Nature Communications* mostraba que la generosidad, el altruismo y la empatía podían cultivarse. Para ello, los investigadores, de las universidades de Alemania, Suiza y Estados Unidos, retaron a un grupo de personas a hacer actos generosos durante cuatro semanas. Al cabo de ese tiempo se valoraba su estado anímico y su función cerebral. La conclusión era bellísima: las personas que habían practicado con más énfasis la generosidad se sentían más felices, según mostraban sus cuestionarios psicológicos, pero además habían tenido mayores cambios cerebrales, concretamente en el estriado, cuya actividad se correlacionaba con el grado de felicidad. De forma similar, en el estudio nipón, el grado de empatía reportado verbalmente por los participantes se correlacionaba con la respuesta neuronal al corazón. Aquellos que habían sentido mayor identificación o compasión hacia el otro presentaban una mayor influencia del corazón sobre la dinámica neuronal. El corazón compasivo también se manifiesta en el cerebro. El cerebro de aquellos que se manifiestan racistas responde fuertemente al corazón, el cerebro de aquellos que se manifiestan compasivos responde fuertemente al corazón. El corazón despliega lo que se lleve dentro.

Que el corazón está implicado en el bien y en el mal tampoco es nuevo. En el Antiguo Egipto, una de las culturas más cardiocentrista que ha existido, el corazón era sede absoluta de la inteligencia y el alma. El papiro de Berlín, de los siglos XIII y X antes de Cristo, ofrece un tratado del corazón donde se aprende que, para la cultura egipcia, el corazón tiene dos dimensiones, *Ib* y *Haty*. *Ib* es el origen de la conciencia, el cáliz místico donde se vierte la llama divina; es el responsable de los actos, el pensamiento, la memoria, la inteligencia, el valor y la fuerza vital. Es la parte del corazón que será juzgada al morir. Por otra parte, *Haty*, literalmente pecho, es quien da poder al *Ib*. Vayamos a uno de los pasajes del *Libro de los Muertos*, del siglo XVIII antes de Cristo. Según sus creencias, al morir el hombre se somete a un juicio presidido por un tribunal de dioses. Según la mitología egipcia, el difunto atraviesa un inframundo llamado *Duat*, guiado por el dios Anubis, quien extrae la parte *Ib* del corazón y la deposita en uno de los platos de una balanza. En el otro plato hay una pluma del ave *Maat*, que simboliza la verdad y la justicia universal. Esa balanza es valorada por un tribunal de 42 dioses, presidido por Osiris. Por eso se le llama *Juicio de Osiris*. Es quien dictará la sentencia. Si *Ib* pesa menos que la pluma, la fuerza vital de difunto, *Ka*, y la fuerza anímica, *Ba*, darán lugar a un ser benéfico, *Aj*, que vivirá en el paraíso de *Aaru*. Si, por el contrario, el *Ib* pesa más que la pluma, significa que el hombre ha obrado mal, y el dios Ammit se comerá el corazón para apagar el espíritu. Es la segunda muerte. En los textos de los sarcófagos se puede leer: «Puse el corazón en ti para que recordases lo que habías olvidado».

Capítulo 6
LAS ENTRAÑAS DE LA EXPERIENCIA INTERNA

LA SUBJETIVIDAD

En esto, descubrieron treinta o cuarenta molinos de viento que hay en aquel campo; y, así como don Quijote los vio, dijo a su escudero:

—La aventura va guiando nuestras cosas mejor de lo que acertáramos a desear, porque ves allí, amigo Sancho Panza, donde se descubren treinta, o pocos más, desaforados gigantes, con quien pienso hacer batalla y quitarles a todos las vidas, con cuyos despojos comenzaremos a enriquecer; que ésta es buena guerra, y es gran servicio de Dios quitar tan mala simiente de sobre la faz de la tierra.

—¿Qué gigantes? —dijo Sancho Panza.

—Aquellos que allí ves —respondió su amo— de los brazos largos, que los suelen tener algunos de casi dos leguas.

—Mire vuestra merced —respondió Sancho— que aquellos que allí se parecen no son gigantes, sino molinos de viento, y lo que en ellos parecen brazos son las aspas, que, volteadas del viento, hacen andar la piedra del molino.

—Bien parece —respondió don Quijote— que no estás cursado en

esto de las aventuras: ellos son gigantes; y si tienes miedo, quítate de ahí, y ponte en oración en el espacio que yo voy a entrar con ellos en fiera y desigual batalla.

Y, diciendo esto, dio de espuelas a su caballo Rocinante, sin atender a las voces que su escudero Sancho le daba, advirtiéndole que, sin duda alguna, eran molinos de viento, y no gigantes, aquellos que iba a acometer. Pero él iba tan puesto en que eran gigantes, que ni oía las voces de su escudero Sancho ni echaba de ver, aunque estaba ya bien cerca, lo que eran; antes, iba diciendo en voces altas:

—Non fuyades, cobardes y viles criaturas, que un solo caballero es el que os acomete.

> *El ingenioso hidalgo Don Quijote de la Mancha*,
> de Miguel de Cervantes. Capítulo VIII titulado
> «Los molinos de viento».

Ni don Quijote ni Sancho Panza mienten. Uno ve desaforados gigantes donde el otro ve simples molinos de viento. Ambos reciben en sus ojos la misma señal electromagnética, pero la experiencia interna es bien distinta. Don Quijote no solo relata haber visto un gigante, sino que lo describe. No habla de lo que hay en el exterior, sino de lo que él percibe. No es ni cierto ni falso, es ambos y ninguno. Lo que a Sancho Panza le parece un disparate, don Quijote lo siente real en sus carnes. Si hace unos siglos hubiéramos podido medir la actividad hemodinámica y eléctrica del cerebro de don Quijote, hubiésemos buscado las bases neuronales de la percepción de un molino, no la base biológica que acompaña a un caballero en su lucha por el bien. La ciencia ha dejado de lado la experiencia interna durante demasiado tiempo. El pensamiento moderno se ha volcado en el estudio del mundo exterior, al que ha llamado *objetivo*. Así lo resume Erwin Schrödinger, uno de los físicos más importantes de la historia y fundador, entre otros, de la física cuántica: «Sin ser conscientes de ello y sin ser rigurosamente sistemáticos, excluimos al sujeto del conocimiento del dominio de la naturaleza que tratamos de comprender. Nos apartamos colocándonos detrás, en la posición de un espectador que no pertenece al mundo, que, de este modo, se convierte en un mundo objetivo». Sin embargo, afortunadamente, el pensamiento científico vuelve a preguntarse quién es el sujeto que observa. ¿Por qué el mundo de Sancho Panza es tan diferente al de don Quijote? La palabra que faltaba para adentrarse en esa pregunta era: subjetividad.

En el año 2010 visité por primera vez la Universidad de Goethe, en Fráncfort. Había acudido a presentar mi trabajo sobre la plasticidad cerebral en personas que habían sufrido un daño cerebral. Aunque el artículo había sido publicado en un prestigiosa revista científica, me abrumaba la idea de exponerme ante gigantes molinos de la neurociencia; entre otros, el profesor Wolf Singer. La conferencia resultó bien, y meses después me encontraba trabajando en ese grupo. En un momento un investigador chileno me preguntó «¿cómo es ser un murciélago?». ¡¿Qué?! Había estado semanas encerrada en la biblioteca preparando aquella conferencia, había analizado las ecuaciones una y mil veces, y me había repasado la anatomía cerebral hasta la pedantería, pero esa cuestión desde luego que no la había pensado. Afortunadamente, aquel chico me hizo la pregunta en privado y, ya en español y con alguna que otra vulgaridad, le pude preguntar que de qué demonios me estaba hablando. Unas décadas antes, en la Universidad de Chile, había nacido la neurofenomenología a manos de Francisco Varela y Humberto Maturana. Él, orgulloso de sus compatriotas, me introdujo en un campo científico que aúna la neurociencia con la experiencia tal y como se manifiesta para la consciencia de cada uno. Es decir, incorporar la subjetividad a la actividad neuronal. ¡Fue para mí una revolución! En el año 1974, el filósofo Thomas Nagel había publicado un polémico artículo titulado precisamente «¿Cómo es ser un murciélago?», de ahí la preguntita, donde exponía que cada persona posee una «forma de ser él mismo». Esa forma de experimentar el mundo y a nosotros mismos no podría ser comprendida ni explicada por ninguna otra persona, y menos por una teoría. Eso tumbaba mi entusiasmo, pues ya me imaginaba en Fráncfort desarrollando modelos que explicasen cómo es la experiencia subjetiva. Había caído en la trampa de objetivar lo subjetivo. Sin embargo, se abrió para mí y para la comunidad científica un campo de exploración donde la subjetividad sobrevuela alrededor del método científico. Habíamos avanzado mucho, la subjetividad había pasado de estar oculta, negada, o fuera del alcance a, al menos, saber que está ahí arriba.

Francisco Varela ha sido uno de los neurocientíficos más destacados de los últimos años. Desgraciadamente murió joven, pero en su densa carrera tuvo tiempo de fundar, junto al Dalái Lama, el Instituto Mind & Life, que reúne a científicos, filósofos y estudiosos del budismo para dialogar en torno a la consciencia. Varela, meditador habitual, había sentido en su cuerpo experiencias que no pueden ser expresadas con palabras, que no pueden ser equiparadas a las de otra persona, y que no pueden ser apresadas bajo ninguna técnica por muy sofisticada que esta sea. Pero también había sentido la orfandad de trabajar en un campo donde esa parte de la experiencia simplemente se abandona. Su aporte más valioso fue recordar a la comunidad científica que, detrás de esos cerebros que estudiamos, hay un ser sintiendo. Para ello, junto a Maturana, acuñó el termino de «enacción», la mente está inscrita a un cuerpo y ligada al mundo. «No existe otro mundo excepto el que experimentamos», se oía en los pasillos de la Universidad de Chile.

MARCO SUBJETIVO NEURONAL

Criticar el mundo científico es bastante fácil. Razones sobran, pero también sobra la incomprensión de quien cómodamente habla sin tener que mostrar con números las ideas, o de quien no debe diseñar un experimento que refleje la teoría preconcebida. Yo misma me precipité en acusar a los laboratorios de reduccionistas y materialistas por no tener en cuenta la experiencia interna de los participantes en los estudios. Cuando comencé a liderar el equipo, anuncié con arrebatada decisión que íbamos a medir lo subjetivo. Traducir la subjetividad a cables y estadísticas te deja mudo. ¡Qué fácil es hablar! Aún lejos de medir la intimidad, a día de hoy, se han propuesto modelos para comprender un poco más la experiencia interna. Es curioso que en todos ellos, para llegar a las entrañas del ser, haya que tener en cuenta las entrañas del cuerpo, las vísceras. Antonio Damasio propuso un modelo llamado «proto-yo», que definió como una colección de patrones coherentes neuronales que registran, momento a momento, el estado del organismo. La conciencia, para Damasio, se basa en el conocimiento que integra el cerebro de lo que sucede en el cuerpo. Se sigue situando el cerebro en la cima de la jerarquía. Para Damasio, la idea del yo estaría estrechamente vinculada a la homeostasis, la capacidad del cuerpo para recuperar su estado metabólico. Le siguieron otros modelos. Gallagher propuso su «yo mínimo» como aquel que permite la consciencia de uno mismo y nos hace sentirnos propietarios de nuestro cuerpo. Metzinger propuso su «individualidad fenoménica mínima», basada en la posesión del cuerpo, la ubicación en el espacio y la perspectiva en primera persona.

Pero hay un modelo que destaca por su frescura y por integrar detalles anatómicos y funcionales del organismo; además encandila su sencillez y falta de erudición distante. Este modelo que voy a exponer es el modelo que integra la información que hemos ido conociendo en este libro y es, actualmente, la perspectiva más aceptada en la comunidad científica basada en los artículos que se refieren a ella. Se llama la teoría del «marco subjetivo neuronal».

Según la teoría del marco subjetivo neuronal, propuesta por el grupo de la profesora Tallon-Baudry en París, la representación interna que cada uno hace de la «realidad» se basa en la relación constante entre el cerebro y el organismo. Es ese vínculo lo que dota de observador a la escena. Aparecemos como protagonistas de nuestra vida porque estamos ligados a nuestro cuerpo. La experiencia interna y el cuerpo interno son las dos caras de la misma moneda, para algunos la misma. Según esta teoría, la idea de identidad, *yo soy*, se basa en los circuitos neuronales que actualizan en cada momento el estado interno del cuerpo. Es decir, la perspectiva en primera persona tiene también un asiento puramente visceral, corporal, orgánico. La identidad no es ya una idea abstracta que se disemina en el cerebro, ni un alma independiente del cuerpo, sino que el cerebro la recoge del cuerpo entero. Me gustaría recordar en este punto que gran parte de la comunidad neurocientífica acepta la idea de que la consciencia es creada en el cerebro; ahora lo extiende al cuerpo. Sin embargo, esta teoría, aunque enmarcada en ese contexto, podría ser igualmente aplicable en el caso contrario. Se genere o no la consciencia en el cuerpo, la consciencia tal y como se manifiesta necesita del cuerpo. Relación no supone causa pero sí dependencia. Este enfoque pretende acabar con la dicotomía entre mente y cuerpo. Son inseparables, aunque distinguibles. Cerrado este paréntesis, la teoría del marco subjetivo neuronal define el circuito cerebral de áreas que integran la información visceral para dar lugar a la experiencia subjetiva e interna, a la consciencia; son la ínsula, la corteza cingulada, la amígdala y la corteza somatosensorial. Hay que resaltar que, además de aquellas zonas que reciben las señales internas de las vísceras, están las áreas de recogida de las sensaciones corporales, la corteza somatosensorial. Profundicemos un poco en este tema.

Lo ocurrido en el organismo es un secreto para la mente consciente. Afortunadamente, el intestino no me informa de sus lentas operaciones, no sentimos el cosquilleo de la sangre recorriendo el sistema circulatorio, ni apreciamos la apertura de los alvéolos en los pulmones. Toda esa información sería abrumadora y nuestra vida sería casi exclusivamente de consciencia visceral. Dicha información se vuelve consciente en determinadas situaciones donde se requiere de nuestra colaboración. Imagínese que los receptores del sistema urinario llegaran hasta la corteza cerebral constantemente y diéramos cuenta de cada gota que, poco a poco, va llenando la vejiga. Ese silencioso proceso se torna consciente solo cuando el volumen de la vejiga es tal que debe ser vaciada. Por suerte, el proceso de llenado es inconsciente y, por suerte, el proceso de vaciado es consciente. Es ese equilibrio entre lo consciente y lo inconsciente el campo donde se juega el partido de la vida. Debemos agradecer que el funcionamiento del organismo sea mudo gran parte del tiempo. Sin embargo, las sensaciones del cuerpo son patentes. Esas sí que hablan; aunque normalmente pasen desapercibidas, su naturaleza es consciente. Dado que es el único aspecto del organismo al que podemos tener acceso directo e inmediato, junto a la respiración, cabría sacarle más partido. Los trabajos del equipo de la profesora Hari, que ya hemos mencionado, permiten dar cuenta del rico patrón de sensaciones corporales que nos deja cada emoción vivida en nosotros mismos y en los demás. Normalmente vivimos las experiencias, una emoción, por ejemplo, desde las cavernas de las ideas. No me hace falta pensar mucho para encontrar un recuerdo donde toda la experiencia se ha concentrado en el teatro del pensamiento; un disgusto con familiares, un problema en el laboratorio, o el deleite ante una poesía. Confieso que, hasta hace poco, yo nunca orientaba mi atención a las sensaciones que volcase mi cuerpo. Ahora sé que el disgusto se agarra en mi pecho, la ansiedad profesional en el estómago y el deleite en el bajo vientre. Según los estudios, principalmente los del grupo de Antonio Damasio, quien mejor conoce sus sensaciones corporales toma mejores decisiones. Sabemos, por los estudios de psicología y por nuestra experiencia, que discernir una emoción sobre otra no es tarea fácil. Por otra parte, sabemos que la emoción es un complicado proceso que tarda un tiempo en prepararse. Durante dicho tiempo, la elaboración es no consciente. Pero sabemos que las sensaciones del cuerpo actúan como una suerte de chivato que nos informa de lo que, dentro, se está fraguando. La práctica de la consciencia corporal es un hábito cuyos frutos gozamos en situaciones muy diversas, diariamente. Yo creo que el cuerpo no nos dice a dónde ir, nos dice dónde estamos; y creo que eso es más importante.

En el año 2010, la Universidad de Columbia llevó a cabo un estudio según el cual los jueces toman mayor número de decisiones favorables para el acusado después de comer. La abogacía es una profesión caracterizada por su objetividad y neutralidad. Los jueces se apoyan exclusivamente en el código de cada país para dictar su veredicto, dejando aparcada su subjetividad. ¿Realmente se puede prescindir de la subjetividad que aporta el cuerpo? No, no podemos. A no ser que queramos entregar nuestra libertad a la incorpórea inteligencia artificial, cuyo precio está por conocer, no deberíamos olvidar nuestra dimensión orgánica. El juez tiene intestinos que, como hemos visto, modulan la actividad de las áreas cerebrales involucradas en la cognición e intervienen en la regulación hormonal del sistema nervioso y el estado de ánimo. No dudo de la honestidad de los jueces, pero es imposible saltar fuera de la propia sombra. El cuerpo está ahí e influye. Obviarlo tiene consecuencias tan disparatadas como que una persona tenga mayor probabilidad de recibir un dictamen o condena más dura si el juez no ha comido. No nos queda otra que incorporar el cuerpo. ¿No sería la situación bastante diferente si el juez, consciente de las sensaciones de su cuerpo, aprendiera a regular su conducta basándose en ellas? ¿No debería incluir la carrera judicial ejercicios de consciencia corporal? En mi opinión, sí. La carrera judicial y todas. ¿Respondemos igual en casa cuando sentimos el cuerpo alterado porque no hemos comido bien, por el cansancio, o por haber estado ocho horas sentados en una silla frente a un ordenador? A la vista de los estudios que hemos expuesto, sí que respondemos de forma diferente según esté nuestro cuerpo. ¿Responderíamos igual si fuésemos conscientes de ese estado corporal? Según los estudios, no. La capacidad de ajuste consciente del funcionamiento orgánico nos permite regular la conducta. Volvamos al policía de Minneapolis. ¿No le estaba diciendo su cuerpo a gritos que estaba siendo preso de un secuestro emocional? Las sensaciones corporales son un sentido que nos informa sobre nosotros mismos cuando el pensamiento queda ciego. El cuerpo proporciona el aterrizaje de ideas que la mente creativa ha elevado a escenarios que pueden ser muy diferentes del real.

La teoría del marcador somático de Antonio Damasio establece que las sensaciones del cuerpo también son memorizadas y tenidas en cuenta por el cerebro para tomar las decisiones. Hemos visto que una idea se materializa en sensaciones y estados corporales. Una palabra agresiva, un correo estresante o una sonrisa producen cambios en mi cuerpo. ¿Y al revés? ¿Las sensaciones y estados corporales que no han sido causados por una situación pueden evocar cambios en la psicología? Veámoslo. Sabemos que el estilo de vida de gran parte de la población no es, digamos, muy saludable. La alimentación, la falta de ejercicio, la calidad del aire, el ajetreo social y la saturación profesional instauran incómodas costumbres en el organismo. Por ejemplo, más de un 15 % de los europeos tiene digestiones molestas. Sabiendo que las sensaciones del cuerpo se memorizan y se asocian a estados mentales, ¿no cabría pensar que la pobre salud orgánica es interpretada como un estado mental dañino? Es decir, el cerebro recibe las sensaciones del cuerpo, que no son muy saludables, y las clasifica: este estado corporal sucede cuando estoy nerviosa. Por tanto, el cerebro asocia ese estado corporal debido a un mal hábito de calidad de vida a un estado psicológico concreto. Y lo activa. Me pongo nerviosa porque mi cerebro ha reconocido las sensaciones de mi cuerpo como aquellas presentes cuando estoy nerviosa, les asigna ese significado psicológico y lo activa. Pero puede que yo no estuviera nerviosa y fuera tan solo una digestión molesta. Cultivar hábitos que desplieguen estados corporales que el cerebro asocie como positivos es cuidar también la salud mental. Vayamos a un ejemplo concreto. Cada mañana, cuando tomaba el metro para ir al laboratorio observaba que varias personas, no pocas, desayunaban bollería industrial y una bebida enlatada mientras manipulaban la pantalla de su teléfono móvil. Quizás por deformación profesional, yo pensaba en su pobre cerebro haciendo esfuerzos titánicos por mantener la dignidad. Si ya de por sí no es fácil caminar con elegancia por el mundo, poner piedras en el camino no parece ser la estrategia más inteligente. Después de ese desayuno es muy probable que la función orgánica, en concreto la intestinal, remita señales al cerebro cuyo contenido afecten al hipocampo y a la amígdala, involucradas en el estado de ánimo. Es muy probable que aquellas personas tengan que lidiar con ese lastre toda la mañana. Un mal hábito orgánico puede instaurar un actitud dañina solo por el hecho de ser reconocido como tal por el cerebro y dotarle de una asignación psicológica. Dada nuestra obsesión por mentalizar todo, mentalizamos hasta el cuerpo. Decía William James que «no lloro porque esté triste, estoy triste porque lloro». ¡Cuántas veces me he sentido irritada con el mundo porque una mala dieta ha reproducido en mi intestino el estado en el que se encontraba cuando, entonces sí, estaba irritada con el mundo! La salud mental es también fruto de una descuidada salud orgánica. Y aunque no cese de repetir que mente y cuerpo son inseparables, repito también que sí son distinguibles.

Las sensaciones del cuerpo también pueden ayudarnos a recuperar emociones que el tiempo o su dureza han ocultado. Destacaría los enfoques propuestos por el médico Gabor Maté en Canadá o, aquí en España, por el psicólogo Mario Salvador y su equipo para tratar el trauma desde el pensamiento enmarcado en el cuerpo. Evocar una emoción desde la contemplación de las sensaciones corporales que esta despierta permite acceder a la emoción. Como hemos visto, el cuerpo no responde de la misma forma ante situaciones diversas. La reacción neuronal y visceral cuando damos un plácido paseo por el bosque no es comparable a la que surge cuando nos vemos inmersos en un conflicto doméstico. Frente a una situación estresante o difícil de asimilar se activa fuertemente el sistema neuroendocrino, que determinará la respuesta fisiológica. En concreto se activa el eje hipotálamo-hipofisario-adrenal, HPA, liberándose la hormona del cortisol, omnipresente en el estrés y el sufrimiento. La aparición de esta hormona en el medio cerebral afecta a la actividad del hipocampo, impidiendo que este haga de forma correcta su función en la consolidación de la memoria. Como bien sintetiza la profesora

Elisabeth Loftus, es la ficción de la memoria. Aquello que haya sucedido en un contexto opresor, dañino, estresante o traumático tiene menor probabilidad de ser recordado conscientemente. La profesora Loftus ha dedicado su extensa carrera a relativizar la importancia que hoy se otorga a la declaración de los testigos de un suceso dramático. Sus hipocampos en ese momento no estaban memorizando adecuadamente lo sucedido, por tanto, su relato es, como poco, dudoso. Lo mismo sucede en situaciones más cotidianas, como ya hemos visto, y por supuesto en escenarios traumáticos. Sin embargo, el cortisol que inhibe el hipocampo activa la amígdala, que sí memorizará la experiencia y las sensaciones corporales. Contemplar, de forma ecuánime, las sensaciones del cuerpo cuando intentamos reorganizar una experiencia, o sanar una memoria, es un socio que cada día incorporan más terapias e intervenciones. No ofrece los mismos frutos el análisis de un recuerdo que la observación de dónde se manifiesta en el cuerpo. La combinación de ambos sería de mayor ayuda.

Volvamos al modelo del marco subjetivo neuronal. Esta teoría explica la forma en la que el cerebro se sirve del organismo para dar lugar al sentido de identidad. El organismo, y aquí se incluye ya el cerebro, sería una entidad unificada que etiqueta biológicamente la experiencia como propia. Sin este marco no podría haber una conciencia perceptiva. El cuerpo es el lugar donde está enmarcada la experiencia. No significa que la experiencia sea el cuerpo, ni que la genere; es donde está enmarcada. Este modelo está fuertemente enraizado en las vísceras, lo que es necesario pero no suficiente. Además contribuyen las sensaciones del cuerpo y del propio movimiento; sin embargo, estos mecanismos no son imprescindibles. Las personas con incapacidad motora y sensitiva viven igualmente su experiencia como propia, ya que mantienen la integración neuronal del organismo, aunque en algunos casos esté debilitada. Por ejemplo, los pacientes con lesiones de médula espinal fuertes presentan problemas de regulación homeostática, pero siguen recibiendo información a través de la ruta de los nervios craneales. Pero, en general, el sentido del cuerpo y del movimiento contribuyen a la experiencia. Este es otro de los ingredientes que asiste a la salud mental. El cerebro tiene cierta predilección por el movimiento y asocia la vivencia a la acción. La palabra «emoción» viene del latín *emotio*, y se forma con el verbo *movere*, moverse, y el prefijo e, desde. La emoción es moverse desde algún lugar. Sin embargo, nuestras emociones, nuestras vivencias son más bien estáticas. En una mañana, yo he podido organizar un evento que tendrá lugar a cientos de kilómetros, he podido recibir decenas de correos que, algunos de ellos, han generado estrés o ansiedad, otros alegría, he hablado por teléfono o videollamada con compañeros para diseñar un proyecto. Pero, en toda la mañana, lo único que he movido han sido mis dedos para escribir en el teclado. La emoción que ha suscitado un correo con una buena noticia ha sido relegada únicamente al plano mental, el corporal ha quedado invalidado en una silla. Desde el punto de vista evolutivo, el cerebro no ha estado acostumbrado al sedentarismo prolongado y diario, la era de los ordenadores y el teletrabajo son relativamente recientes. Cuando recibimos aquel correo, estresante o estimulante, el cerebro espera que me mueva. Y no lo hago. ¿No es esa otra fuente de insatisfacción orgánica? Según un estudio de la Universidad McMaster de Canadá, hacer breves secuencias de ejercicios físicos a lo largo del día supone los mismos beneficios que hacer una sesión de 50 minutos al día. Además del reporte en la salud cardiovascular, añadiría que incorporar movimiento cada pocas horas en nuestra rutina supone una ruptura de la incongruencia que el cerebro detecta entre la vida mental y la corporal, que es estática. De lo contrario, el cerebro podría percibir lo que acontece como imaginado. Poca diferencia hay entre una mañana donde yo, sentada en mi silla, me imagino organizando un viaje y otra mañana en la que yo, sentada en mi silla, estoy organizando un viaje. La vida sedentaria es también enemiga de la salud mental y de la percepción de la propia vida. Si esto es importante a cualquier edad, es lógico pensar en los niños que, a partir de los cuatro o cinco años, pasan del parque a la silla de una escuela. Los niños no pueden estar tantas horas sentados. Sus cuerpos en evolución quedan anclados a una silla, lo que les enseña, implícitamente, que solo se vive desde lo mental. Además, suelen ser sillas incómodas, que favorecen la torsión de la espalda, que invitan a recostarse sobre la mesa o a abandonarse en el duro respaldo. He oído resaltar a algún profesor lo irónico de este tema. La silla del profesor, que no suele usar porque dan la clase de pie normalmente, es ergonómica y cómoda. La de los chavales, los alumnos, que pasan más de cinco horas en ella, es dura y alejada de la anatomía humana. Muy lógico. Los equipos docentes, en los ministerios de educación, elaboran con esmero el temario. Sé de primera mano que lo hacen pensando en un futuro próspero para los estudiantes. Pero en esas largas jornadas de diseño docente, no creo que se dediquen ni unos minutos al cuidado de sus cuerpos, más allá de las clases de gimnasia o elaboración de los menús. Dos horas a la semana de ejercicio en el calendario escolar, se quedan cortas. Tampoco apoyo una enseñanza pobre en contenidos intelectuales, pero sí apoyaría un equilibrio, aunque esto suponga la reducción del temario. Como he repetido muchas veces, hubiera agradecido en mi formación académica que me enseñaran a observar mi cuerpo, que me avisaran de que la respiración puede ser una aliada, o que aquel alimento que ingiero se transforma en conducta. Aunque hubiese sabido un poco menos de historia o matemáticas, creo que esa enseñanza habría merecido la pena. Los estudios científicos van en esta línea. Espero que llegue pronto a las aulas.

Volvamos una vez más al modelo del marco subjetivo neuronal. Según esta teoría, y a diferencia de los modelos de Metzinger o Gallagher, no es necesario pensar explícitamente en uno mismo para percibir el mundo desde uno mismo. Aunque nosotros no seamos conscientes del latido cardíaco, el cerebro sí lo registra. Cuando don Quijote ve un gigante, vive esa experiencia sin evocar la idea de sí mismo retando al gigante, aunque la vive como propia. Igual que hacemos todos en cada momento. Según el modelo del marco subjetivo neuronal, la subjetividad no se basa en los cambios de las vísceras en sí, sino en la reacción del cerebro a ellas. Por una parte, sabemos que el cerebro monitoriza constantemente lo que ocurre en el mundo que nos rodea, e integra esa información exterior para dar respuesta a la situación. Por otra parte, sabemos que el cerebro monitoriza constantemente el estado de los órganos y, según la información que reciba, procede a la regulación homeostatica para mantener o recuperar el equilibrio. La respuesta neuronal a las entradas internas y externas converge en una red distribuida de regiones multisensoriales del cerebro y, en cada momento, equilibra la respuesta al exterior con la interior. Un equilibrio siempre inestable.

Dicha regulación puede suceder de forma muy rápida, generando un fuerte y repentino latido cardíaco, o lentamente, guiando el proceso digestivo. La subjetividad requiere de un sistema que tenga tal flexibilidad de tiempos, ya que le permite ser estable a la vez que ágil en las respuestas. Como hemos visto, el corazón late una vez por segundo, la respiración unas 15 veces por minuto y el intestino una vez cada 3 minutos, aproximadamente. La interocepción se mueve en segundos, minutos y horas. El intestino marca las horas, la respiración los minutos y el corazón los segundos. Pero la percepción, obviamente, requiere de gran agilidad. Decíamos ya que la vida transcurre en segundos. Por eso, el marco subjetivo neuronal de la cognición es, principalmente, cardíaco. El marco subjetivo neuronal de las emociones está más distribuido en todo el cuerpo. Sabemos ya que las aferencias viscerales se distribuyen por la corteza cerebral, haciendo diana principalmente en la ínsula posterior, corteza cingulada anterior, amígdala y corteza somatosensorial. Dado que el estado interno del cuerpo está representado en una extensa red de áreas cerebrales, que además están muy conectadas con otras regiones neuronales, actualmente se cree que la mayor parte del cerebro recibe de forma directa o indirecta la información visceral. Por tanto, nuestro marco de referencia visceral influye en la mayoría de los procesos psicológicos. La información del organismo llega al cerebro por numerosas vías, dotando al sistema de una redundancia que lo protege ante lesiones o alteraciones. Esta característica es importante para la estabilidad de nuestro sistema de referencia. Solo los accidentes masivos podrían poner en peligro la integridad de la información corporal interna. Esto es especialmente relevante en las enfermedades neurodegenerativas.

Mi grupo de investigación llevó a cabo y publicó un estudio en el año 2021 que mostraba que, en las primeras etapas de evolución de la enfermedad de Alzheimer, etapa conocida como deterioro cognitivo leve, la comunicación entre el cerebro y el corazón se debilitaba. Aquellas personas con mayor deterioro presentaban mayor desacoplo de estos dos órganos, sus cerebros no respondían con la debida fuerza al latido cardíaco. Este tipo de demencia se caracteriza por la presencia de placas de beta-amiloide u ovillos de proteína tau, sustancias viscosas y escurridizas que dificultan o impiden la sinapsis neuronal y, por tanto, afectan a la capacidad de respuesta del cerebro. Ante la llegada de la información visceral cardíaca, segundo a segundo, las neuronas del área precuneo, el giro paracingulado o el lóbulo temporal no evocan una respuesta que dé cuenta del latido del corazón. Sus circuitos neuronales no mostraban la espontaneidad originada en las vísceras y que advierte al cerebro de la actividad del organismo. En este tipo de enfermedad neurodegenerativa, el cerebro aparece desconectado del organismo lo que, según el modelo del marco subjetivo neuronal, supondría la pérdida de la identidad. Como hemos visto, el corazón está involucrado en la percepción, en la subjetividad, en la memoria, en la capacidad de ponerse en el lugar de otro, en la emoción. Todo ello, como sabemos, se ve afectado en la expresión de la demencia. Esta nueva visión de la neurociencia que incluye el cuerpo está abriendo nuevos frentes de investigación clínica, como por ejemplo la implicación del corazón en la demencia. Según los estudios de la profesora Fratiglioni del Instituto Karolinska, el cuidado de la salud cardiovascular, clínica o asintomática, es fundamental para la predicción de la aparición de la enfermedad de Alzheimer. Nuestro grupo, empleando técnicas de inteligencia artificial, pudo mostrar que cuando se consideran el diagnóstico neuronal y cardíaco a la vez, la probabilidad de predecir la evolución de este tipo de demencia es mayor que cuando se examina solo la actividad neuronal. Buscar desde diferentes miradas siempre da frutos.

Como vemos, el componente principal del marco subjetivo neuronal es la respuesta cerebral evocada por el corazón. Es el órgano más implicado en la percepción, lo que lo sitúa en lo alto de la jerarquía junto al cerebro. Al igual que en otros momentos de la historia, corazón y cerebro siguen hoy compitiendo por el trono. Aquí recuperaría la visión aristotélica que, como he dicho, más que cardiocentrista lo situaría como alguien que defendió el equilibrio entre los dos reyes: el corazón y el cerebro. Quizás el error que hemos ido cometiendo a lo largo de la historia haya sido apostar por uno solo. En los tratados de la historia de la neurología, pocas veces se hace mención al lugar histórico que ocupó el corazón, creando una suerte de historias paralelas: por un lado, la antropología del cerebro, y por otro la del corazón, de la que se ocupaban los cardiólogos. Aunque en los últimos siglos la apuesta por el cerebro haya destacado con fuerza, lo cierto es que las alusiones al corazón no han desaparecido en la Edad Moderna y siguen en boca de todos en pleno siglo XXI. Tener una corazonada, agradecer de corazón, tener buen corazón, coraje, estar cuerdo o acordarse, tienen su origen en algún momento de la historia donde se ubicaron estas actitudes en el corazón.

Es curiosa la estrecha relación entre el cerebro y el corazón, porque ambos órganos son los más propensos a contagiarse de la actividad de los demás. No sucede tanto con la respiración ni con el intestino. Existe actualmente un campo de investigación científica que estudia la relación entre los órganos de diferentes personas. Es un fenómeno conocido como coherencia fisiológica. De noche, ya en la cama, cuando le narro un cuento a mi hija, se produce una sincronización entre las actividades de nuestros cerebros y nuestros corazones. Se ha podido medir en los laboratorios la comunicación entre cerebros cuando hablamos con alguna persona. No solo se sincronizan las áreas de la atención y la escucha, también aquellas involucradas en el procesamiento de nuestro cuerpo. Esta comunicación o contagio cerebral es el mecanismo, propuesto por la neurociencia, para la comunicación. Necesitamos ponernos en el lugar del otro, convertirnos en el cuerpo del otro, para comprenderle. Esto sucede en cualquier acto de comunicación, incluso a través de la pantalla. Los cerebros se comunican, la actividad cerebral de la persona que habla está influyendo en la actividad neuronal del que escucha. Habrá que tener un selectivo cuidado a la hora de prestarle nuestra atención a alguien. De forma similar ocurre con el corazón. La comunicación no solo implica sincronización cerebral, también cardíaca. Suelen ir juntos en casi todo. Los experimentos muestran que los corazones de los músicos se sincronizan en el escenario, que los cantantes de un coro entrelazan sus corazones a los pocos segundos de comenzar, que cuando estamos rodeados de personas los corazones notifican la dinámica de quienes nos rodean. Pero la máxima sincronización observada ocurre entre los corazones de la madre y los hijos.

«El corazón que está en mi pecho no es solo mío», enunciaba ya Hillman.

EL AGUA

A algunos filósofos con los que he hablado les incomoda tanta sangre, tanto nervio, tanto número y tanta estadística. A algunos científicos con los que he hablado les incomoda tanto simbolismo, tanta trascendencia, tanto lenguaje poético y tan poca concreción. Opto por recuperar el sueño de Pico della Mirandola y crear espacios de diálogo entre todos. Este florentino del siglo xv, humanista como pocos, soñó toda su vida con convocar un concilio filosófico. Para ello, la pudiente y exquisita familia de los Medici le cedió uno de sus palacios y el patrocinio para llevar hasta Florencia a los más sabios filósofos de la época. Ni el papa ni los filósofos estaban muy por la labor y el concilio nunca se celebró. ¡La de veces que yo he soñado con que alguna rica y generosa familia me cediese alguna de sus propiedades y un cheque para unir en sus salas a filósofos, biólogos, poetas, médicos, historiadores, físicos, y todo aquel que quiera compartir! No creo en la unificación del pensamiento, sino en el reparto del conocimiento. Decía Pico della Mirándola que «hay quienes –como esos perros que siempre ladran al extraño– condenan y detestan siempre lo que ignoran».

La ciencia también es, como puede verse, fuente de interioridad. Defiendo una ciencia al servicio de lo humano, no humanos al servicio de la ciencia. François Rabelais en su libro *Gargantúa y Pantagruel* nos recuerda que «ciencia sin conciencia no es más que ruina del alma». En este libro he recuperado la medicina de la Grecia clásica como ejemplo de la práctica humanista. El mismo Hipócrates alentaba a sus discípulos a enseñar a comprender a sus pacientes la importancia del estilo de vida, evitando así una obediencia que acaba pronto en abandono de los buenos hábitos. Las escuelas, los hospitales, los terapeutas, los instructores tienen la responsabilidad de hacerse comprender, pero es a nosotros a quienes nos corresponde recorrer el camino. Delegar exclusivamente nuestra salud en los profesionales o los consejos nos hace eludir la toma de consciencia de uno mismo. No es que sepamos más que los profesionales, sino que el acto de tomarse un tiempo para pensar uno mismo qué sería lo saludable ya es de por sí beneficioso. Aunque eso sí, siempre hay que escuchar a quien sabe, como decía Kavafis. La salud es cosa seria. Hagamos entre todos una ciencia más humana, convirtamos el conocimiento en introspección. No sea que acabemos como intuía Martin Luther King, «teniendo misiles dirigidos y hombres descarriados».

Aunque en los últimos siglos la visión del cuerpo humano ha sido bastante fragmentada, la perspectiva actual es más integradora. Presenta un modelo donde las vísceras convergen en regiones cerebrales que fusionan el mundo de las entrañas con el mundo exterior. El cerebro se presenta hoy como el órgano que licúa, es decir, que integra, lo que viene de dentro con lo de fuera, para dar lugar a una experiencia única y unificada.

La neurociencia, de momento, solo ha incorporado la actividad cardíaca, respiratoria e intestinal. Me consta que se está estudiando la influencia que ejercen sobre el cerebro sistemas como el útero, el hígado, los músculos o la piel. Habrá que esperar unos pocos años para saber qué reportan dichos experimentos. La revolución ha comenzado por los más fuertes, los más fáciles de medir también, aquellos que Galeno sostuvo durante siglos y que el cuchillo cartesiano separó de nuestra mente. Personalmente considero fascinante comprender cómo el útero impacta sobre la cognición y la emoción. Se sabe ya que los estrógenos, las hormonas sexuales producidas en los ovarios, influyen en los neurotransmisores neuronales, protegiendo las neuronas, modulando las sinapsis y hasta regulando sus ciclos de nacimiento y muerte. Conocer la huella que el organismo imprime en el cerebro puede convertirse en un aliado en nuestras vidas. Ahora sabemos, según los estudios que hemos citado, que la identidad se apoya en la función visceral. Reparar en la actividad del intestino, en las sensaciones que nos devuelve cuando nos alimentamos o ayunamos, cuando hacemos ejercicio o tomamos medicamentos. Observar cómo baila la respiración en la nariz cuando estamos cansados, cuando nos alegramos o nos derrumba el estrés. Contemplar el impacto que los latidos del corazón dejan en el pecho, cuidar la salud cardiovascular, ejercitar este músculo. Apreciar la postura del cuerpo, el gesto de la cara, y pacificarlo si es necesario. Todo ello es también conocerse. Es el sentido biológico de lo que tantas veces hemos escuchado: busca dentro. Conócete a ti mismo. Conocerse es también conocer las vísceras. Comprender la biología desde lo sapiencial es aprender a afinar la orquesta orgánica que llevamos dentro.

En este viaje que hemos hecho juntos, y que está próximo a su fin, hemos buceado por las entrañas para conocer, desde la neurociencia, su impacto en nuestra psicología. Hemos visto cómo los intestinos son la tierra fértil donde se cultivan los factores de crecimiento neuronal que facilitan la conexión entre las células nerviosas. Hemos visto que la respiración es el viento que da forma a la atención, a la memoria y a las emociones. Hemos visto que el corazón es el fuego que da luz a la percepción, que incendia desde la ira y que calienta desde la compasión; es el órgano más implicado en la identidad. Y hemos visto que el cerebro es como el agua que entremezcla todas las vísceras con el exterior, las fusiona y da lugar a una experiencia absolutamente única.

Un día las partes del cuerpo humano tuvieron una disputa. Ninguna quería estar más al servicio de las otras. Los pies dijeron: «No os llevaremos más, id vosotras solas». Las manos dijeron: «No trabajaremos más para nadie, trabajad vosotras». La boca dijo: «Estoy harta de alimentaros; no masticaré más la comida para el vientre». Los ojos dijeron: «También nosotros nos hemos cansado. Ahora miraréis vosotras». Y por eso, como las partes del cuerpo estaban peleadas, dejaron de ayudarse. Con el tiempo empezaron a debilitarse y se volvieron arrugadas y secas. Hasta que un día se dieron cuenta de las desdichas que traían esas disputas y decidieron reconciliarse y ayudarse como al principio. Los ojos miraron, los pies caminaron, las manos trabajaron y volvieron a comer. Unidas todas las partes del cuerpo viven ahora en buena salud.

La música para los instrumentos del cuerpo,
de mi admirado Mario Satz cuya sabiduría
ha inspirado este libro y mi labor científica.

Capítulo 7
EL INSTRUMENTO
DE LA VIDA

NO SE PUEDE SEPARAR lo que está relacionado.

Cuando Leonardo da Vinci pintó su famoso *Hombre de Vitruvio*, hacía referencia a las proporciones armoniosas de la anatomía humana. Era un homenaje al arquitecto Vitruvio, quien dijo que: «Un diseño armonioso requiere que no haya nada que añadir o quitar». Abogo por volver a ese hombre humanista de proporciones armoniosas no solo en las formas de su cuerpo, también en su organismo.

En este mismo instante, un día cualquiera en la vida de cualquiera de nosotros, el organismo se balancea en un inestable equilibrio para dar lugar a este momento.

Permíteme que me dirija a ti. Ahora mismo tienes un libro en las manos, estás leyendo. La posición de tu cuerpo es tal que te permite sostener la obra, en papel o en pantalla, da igual. Para coger el libro, minutos antes, tu cerebro ha tenido que preparar el movimiento. Ha visto un libro, sabe ya por experiencia que un libro no pesa mucho, por lo que ha anticipado la fuerza de los músculos que será necesaria aplicar. Sabe que no suele estar ni frío ni caliente, por lo que relaja los sistemas de alarma térmica, que, por ejemplo, estarán activos si te dispones a coger una taza de café. Al verlo, sabe qué es un libro. Sabe que debe preparar las áreas involucradas en la lectura. Y una vez que lo miras, no puedes no leer. Al igual que cuando escuchas hablar en tu idioma, no puedes no entender. No puedes evitar leer una palabra que estás viendo. Esto nos recuerda que, a veces, no es posible salirnos de nuestros propios esquemas. Por mucho que lo intentes conscientemente, no puedes evitar entender tu idioma. Estamos sujetos a nuestros cimientos más básicos, a nuestro aprendizaje. Algunos pueden ser reordenados pero otros, no. No siempre la voluntad puede ser correspondida. Es uno de los muchos ejemplos en los que nos damos cuenta de que no podemos saltar de nuestra propia sombra. No podemos salirnos de nuestro cuerpo y de lo que ha aprendido.

Una vez que has cogido el libro y te has sentado, algo que habrás hecho casi inconscientemente ya que sabemos que leer de pie no es fácil, comienzas la lectura. La luz impacta sobre el papel y rebota en él. Esa onda electromagnética llega a tus ojos cargada de palabras, son solo figuras en negro sobre un fondo en blanco. Al chocar con la retina de tus ojos se activan unas células que comienzan a procesar la imagen que ha llegado y la transfieren hasta el nervio óptico, que la trasladará al tálamo, en el centro de tu cerebro. Esta zona es la puerta de entrada del mundo a nuestro organismo. Como, al fin y al cabo, todo es memoria, una de las primeras zonas que procesa la imagen es el hipocampo. Allí, un ejército de neuronas especializadas descifran esas figuras para asociarlas a letras. Son neuronas que emiten descargas eléctricas a un ritmo de más de 100 disparos por segundo. Tal coreografía necesita un director de orquesta, firme y pausado. Ese director es otro ejército de neuronas que emite unas 4 descargas eléctricas por segundo, el ritmo que le ha marcado la respiración. Mientras estás leyendo, el aire que respiras entra, espero, por la nariz. Activa los receptores nasales que convierten el vaivén del viento en electricidad estimulando el bulbo olfativo. Desde aquí, directo al hipocampo. La inspiración será el marcapasos de la dinámica neuronal del hipocampo, la que estás ahora mismo necesitando para reconocer estas letras e interpretar estas palabras. En cada inspiración se activarán áreas corticales, en cada espiración se relajarán. Este compás es necesario para percibir y después interpretar. Estás leyendo, aprendiendo conceptos nuevos, o repasando. Las neuronas de tu hipocampo están, en este mismo instante, formando circuitos. En este instante, hay millones de neuronas que están extendiendo sus ramas y raíces para encontrarse, para formar aquellos circuitos que van a codificar lo que estás leyendo. Aquí siempre me conmueve pensar que hay grupos de neuronas procesando que estoy aprendiendo que hay grupos de neuronas procesando esto mismo. Esas nuevas redes neuronales que se están creando ahora mismo en tu cerebro se valen de un fertilizante presente en su medio extracelular, los factores de crecimiento neuronal. Es un abono que les ayuda a consolidar las conexiones. La cantidad de fertilizante que haya ahora mismo presente en tu cerebro depende también de lo que hayas comido, de cómo esté tu intestino no solo ahora, sino las semanas anteriores. También estás leyendo con las tripas. Además, la formación de circuitos neuronales depende de la agilidad de las neuronas del hipocampo, del número de ellas. Es lo que se conoce como neurogénesis hipocampal. Aquí es donde tu cerebro pasa factura sobre la cantidad de ejercicio que sueles hacer. Fíjate, todavía estamos en la etapa de reconocer las letras y las palabras, no has llegado a comprender una frase y ya han intervenido el cerebro, la respiración, el intestino y parte de tu estilo de vida. Todo para reconocer una palabra.

El siguiente baño es la emoción. No hace falta ponerse a llorar para sentir emoción. El asombro, el interés, la motivación, la curiosidad o el aburrimiento son también emoción. De esto se encarga tu amígdala. Las líneas que has leído en este libro han sido catalogadas de forma subjetiva por ti. La fuerte conexión entre el hipocampo y la amígdala ha evocado asociaciones, recuerdos, costumbres de tu cultura y expectativas que han sido comparadas con lo que ahora estás leyendo. Te habrá gustado o no el libro, pero no habrá dejado indiferente a la amígdala, habrá emitido un juicio. Todo se baña en la emoción. La actividad del núcleo amigdalino depende de sus propios circuitos, de la conexiones con otras áreas del cerebro y del corazón. En este momento, los receptores internos que recogen las contracciones del músculo cardíaco están subiendo hasta el cerebro e impactando con tu amígdala. En este mismo instante, porque esto sucede una vez por segundo. Es aquí donde tu biografía se despliega. El corazón es un marcapasos que nos devuelve, latido a latido, a la referencia interna. Los estudios recientes vinculan la salud cardiovascular con la salud cognitiva, aun en ausencia de un diagnóstico cardíaco. Cuidar la robustez del corazón es mantener limpias las gafas por las que miramos. Si tu espiración es corta, o entrecortada, en este mismo instante, por el cansancio, o por hábito, es probable que te estrese más algo que no te haya agradado. Que la espiración sea más larga que la inspiración va a afectar también a tu valoración de estas líneas. Si, además, no superas las 10 respiraciones por minuto, tus sistemas cognitivos y emocionales estarán más receptivos. Recapitulando, para reconocer unas letras e interpretar unas palabras, ya han intervenido todos los órganos. Una vez que la palabra ha sido reconocida y se le ha asignado una emoción, la estructura que procede a actuar es el hipotálamo. Aquel que informa a tus vísceras y a tus músculos de lo que ellos mismos y el cerebro han hecho. Todo va y todo viene. Se dice, entonces, que los sistemas internos se autoorganizan. Si alguna frase ha sido más densa o compleja, se retrasará levemente el latido, se dilatará la apnea respiratoria, se demorará el parpadeo y aumentarán las ondas alfa de la corteza prefrontal para procesar algo que requiere más esfuerzo. Una vez entendido, vuelven todos a su ritmo.

Abandonada ya la división subcortical, las palabras alcanzan la corteza de tu cerebro. Aquí es donde entras tú en juego. La consciencia es nuestro escenario. Hasta ahora, todo había sido inconsciente. Entre el libro y tú hay un retraso de, aproximadamente, medio segundo, tiempo durante el cual se ha preparado la percepción. Nada es instantáneo. La corteza cingulada es la puerta que une el mundo consciente con el inconsciente, una puerta giratoria que hace replantearse si realmente están separados esos dos mundos. Hasta ahí llega la actividad neuronal del tálamo, hipocampo, amígdala, hipotálamo. Solo por citar a los grandes. Y hasta ahí llega también la actividad respiratoria, cardíaca e intestinal. Solo por citar a las grandes. Siempre en colaboración con la ínsula, comienza la percepción consciente. Segundo a segundo, tu corazón está marcando la percepción de estas mismas palabras, una percepción que será absolutamente única para ti. Si el cansancio, por ejemplo, impide una buena conexión neuronal en la corteza cingulada, prefrontal e ínsula, las neuronas de estas áreas no notificarán la llegada del latido del corazón. No habrá por tanto percepción, y aunque no te des cuenta no estarás percibiendo estas líneas. No habrán sido conscientes para tí. Habrás leído, a lo mejor varias páginas, de forma automática y no habrás podido retener nada de lo leído. ¡Cuántas veces hemos tenido que volver hacia atrás! Reorientada la atención, corazón y cerebro reanudan su comunicación. Cuando la información ha sido completamente desglosada, solo queda integrar. Aquí es donde intervienen las cortezas asociativas que, como su nombre indica, asocian las referencias para dar lugar a un pensamiento unificado. Cuando leemos, no nos damos cuenta de las letras por separado, ni de las palabras ni de la hoja del libro. Simplemente, entendemos la frase. A eso me refiero. Entre esas cortezas asociativas están las somatosensoriales y la ínsula. Aquí es donde interviene la postura de tu cuerpo, el gesto que tenga tu cara en este mismo instante. Leemos, normalmente, mirando hacia abajo. Pero si la postura es muy encorvada, encogida y arrugada, recordaremos mucho menos de lo que hemos leído y la valoración se habrá rebajado un poco. Prueba a leer un párrafo con el ceño fruncido y los labios muy cerrados y apretados, en morros que diríamos, y compáralo con la lectura que supone una cara con el rostro pacificado y los hombros relajados. Si, además, en este mismo instante tienes a alguien cerca, también está influyendo en tu cuerpo. La presencia de un corazón cercano interviene en la dinámica del latido, no es lo mismo que sea tu hijo o hija, o un amigo o un desconocido en el autobús. Pero, aun así, interviene. Si, momentos antes, habéis interactuado, vuestros cerebros se habrán sincronizado durante un instante, incluso vuestros sistemas hormonales. Ya lo decía el poeta Juan Luis Mora: «qué difícil es ser uno mismo sin los demás».

En este mismo instante, tu cerebro está integrando lo que sucede dentro de él con lo que ocurre y ha ocurrido en tu intestino las últimas semanas, con los tiempos que tardas en inspirar y en espirar, con si lo haces por la nariz o por la boca, con la frecuencia con la que se suceden tus respiraciones, con la presencia de un latido o, por el contrario, si tu corazón está ya relajándose, con la posición de tu cuerpo en la habitación en la que te halles, con la postura corporal desde la que lees estas líneas, con la situación de tus manos y torsión del cuello, con tu piernas, con el gesto de tu cara, con la tensión alrededor de los ojos, con la curvatura de tus labios, e imagino que con mucho más. Y todo ello se integra con lo que está sucediendo fuera, con el entorno, con las personas que te rodean, con las que hablas, con las que quieres, con el devenir del mundo que nos flanquea. Es la compleja coreografía que da lugar a la experiencia.

El cuerpo nos brinda este hermoso viaje.

Sin él no habríamos emprendido el camino.

El cuerpo es el instrumento a través del cual suena la vida.

BIBLIOGRAFÍA

CAPÍTULO I: EL CEREBRO

Buzsaki, George. *Rhythms of the Brain*. Oxford Press, 2006.

Castellanos, Nazareth. *El espejo del cerebro*. Editorial La Huerta Grande, 2020.

Craig, AD. «How do you feel now? The anterior insula and human awareness». *Nature Review Neuroscience*, enero 2009;10(1):59-70.

Fuster, Joaquín. *El telar mágico de la mente*. Editorial Ariel, 2020.

Gazzaniga, Michael. *El instinto de la conciencia*. Editorial Paidós, 2018.

Kandel, Eric; Koester, John; Mack, Sarah; Siegelbaum, Steven. *Principles of neural science*. McGrawHill, 1981.

LeDoux, Joseph. *The Emotional Brain*. Penguin Books, 2006.

LeDoux, Joseph. *Una historia natural de la humanidad*. Editorial Paidós, 2021.

Martínez-Conde, Susana y Macknik, SL. *Los engaños de la mente*. Editorial Booktet, 2012.

Noonan, MP; Crittenden, BM; Jensen, O; Stokes, MG. «Selective inhibition of distracting input». *Behav Brain Research*, diciembre 2018;355:36-47.

Ramón y Cajal, Santiago. *Charlas de café*. Editorial Tierra Firme, 2016.

Ricard, Matthieu y Singer, Wolf. *Cerebro y meditación*. Editorial Kairós, 2017.

Singer, W. «Consciousness and the binding problem». *Annals of the New York Academy of Sciences*, abril 2001;929:123-46.

Uhlhaas, PJ; Roux, F; Rodríguez, E; Rotarska-Jagiela, A; Singer, W. «Neural synchrony and the development of cortical networks». *Cognitive Science*, febrero 2010;14(2):72-80.

Uhlhaas, PJ y Singer, W. «Neural synchrony in brain disorders: relevance for cognitive dysfunctions and pathophysiology», octubre 2006;52(1):155-68.

Zhang, Y y Strogatz, SH. «Designing temporal networks that synchronize under resource constraints». *Nature Communications*, junio 2021;12(1):3273.

CAPÍTULO 2: INCORPORAR EL CUERPO

Aristóteles. *Acerca del alma*. Biblioteca clásica de Editorial Gredos, 1978.

Bull, FC; Al-Ansari, SS; Biddle, S; Borodulin, K; Buman, MP; Cardon, G; Carty, C; Chaput, JP; Chastin, S; Chou, R; Dempsey, PC; DiPietro, L; Ekelund, U; Firth, J; Friedenreich, CM; Garcia, L; Gichu, M; Jago, R; Katzmarzyk, PT; Lambert, E; Leitzmann, M; Milton, K; Ortega, FB; Ranasinghe, C; Stamatakis, E; Tiedemann, A; Troiano, RP; van der Ploeg, HP; Wari, V; Willumsen, JF. «World Health Organization 2020 guidelines on physical activity and sedentary behaviour». *Journal of Sports Medicine*, diciembre 2020;54(24):1451-1462.

Cárdenas Arenas, Julio César. *Avicena, medicina, filosofía y mística. Introducción a Ibn Sina en su lengua y contexto. (Filosofía medieval)*. Editorial Casa de la sabiduría. 2021.

Critchley HD, Garfinkel SN. «Interoception and emotion». *Current Opinion in Psychology*, octubre 2017;17:7-14.

Cuenca-Estrella, Manuel y Barba, Raquel. *La antigua medicina en el antiguo Egipto*. Editorial Alderabán, 2010.

Damasio, Antonio. *Sentir y saber*. Editorial Destino, 2021.

Davis, JI; Senghas, A; Ochsner, KN. «How Does Facial Feedback Modulate Emotional Experience?». *Journal of Research Personality*, octubre 2009;43(5):822-829.

Desai, R; Tailor, A; Bhatt, T. «Effects of yoga on brain waves and structural activation: A review». *Complement Therapy Clinical Practice*. 2015 May;21(2):112-8.

d'Ors, Pablo. *Entusiasmo*. Editorial Galaxia Gutenberg, 2017.

Fox, MD; Raichle, ME. «Spontaneous fluctuations in brain activity observed with functional magnetic resonance imaging». *Nature Review Neuroscience*, septiembre 2007;8(9):700-11.

Fox, MD; Snyder, AZ; Vincent, JL; Corbetta, M; Van Essen, DC; Raichle, ME. «The human brain is intrinsically organized into dynamic, anticorrelated functional networks». *Proceedings of the National Academy of Sciences of the United States of America*, julio 2005;102(27):9673-8.

Francis, Gavin. *Mutatio Corporis. Medicina y transformación*. El ojo del Tiempo. Editorial Siruela, 2019.

Gothe, NP; Khan, I; Hayes, J; Erlenbach, E; Damoiseaux, JS. «Yoga Effects on Brain Health: A Systematic Review of the Current Literature». *Brain Plasticity*, diciembre 2019;5(1):105-122.

Govindaraj, R; Karmani, S; Varambally, S; Gangadhar, BN. «Yoga and physical exercise: a review and comparison». *International Review in Psychiatry*, junio 2016;28(3):242-53.

Interoception Summit 2016 participants. Roadmap, A; Khalsa, SS; Adolphs, R; Cameron, OG; Critchley, HD; Davenport, PW; Feinstein, JS; Feusner, JD; Garfinkel, SN; Lane, RD; Mehling, WE; Meuret, AE;

Nemeroff, CB; Oppenheimer, S; Petzschner, FH; Pollatos, O; Rhudy, JL; Schramm, LP; Simmons, WK; Stein, MB; Stephan, KE; Van den Bergh, O; Van Diest, I; von Leupoldt, A; Paulus, MP. «Interoception and Mental Health». *Biological Psychiatry Cognition and Neuroscience Neuroimaging*, junio 2018;3(6):501-513.

Liberman, Daniel E. *La historia del cuerpo humano*. Editorial Pasado y Presente, 2021.

Litscher, G; Wenzel, G; Niederwieser, G; Schwarz, G. «Effects of QiGong on brain function». *Neurological Research*, julio 2001;23(5):501-5.

López Piñero, José María. *Breve historia de la medicina*. Alianza Editorial, 2017.

Lu, EY; Lee, P; Cai, S; So, WWY; Ng, BFL; Jensen, MP; Cheung, WM; Tsang, HWH. «Qigong for the treatment of depressive symptoms: Preliminary evidence of neurobiological mechanisms». *International Journal of Geriatric Psychiatry*, 2020.

Michalak, J; Mischnat, J; Teismann, T. «Sitting posture makes a difference-embodiment effects on depressive memory bias». *Clinical Psychological Psychotherapy*, noviembre-diciembre 2014;21(6):519-24.

Nummenmaa, L; Glerean, E; Hari, R; Hietanen, JK. «Bodily maps of emotions». *Proceedings of the National Academy of Sciences of the United States of America*, enero 2014;111(2):646-51.

Nummenmaa, L; Hari, R; Hietanen, JK; Glerean, E. «Maps of subjective feelings». *Proceedings of the National Academy of Sciences of the United States of America*, septiembre 2018;115(37):9198-9203.

Panikkar, Raimon. *La religión, el mundo y el cuerpo*. Editorial Herder, 2014.

Piñero, Antonio. *En la frontera de lo imposible*. El Almendro, Biblioteca Herder, 2020.

Quadt L, Critchley HD, Garfinkel SN. «The neurobiology of interoception in health and disease». *Annals of the New York Academy of Sciences*, septiembre 2018;1428(1):112-128.

Qi, D; Wong, NML; Shao, R; Man, ISC; Wong, CHY; Yuen, LP; Chan, CCH; Lee, TMC. «Qigong exercise enhances cognitive functions in the elderly via an interleukin-6-hippocampus pathway: A randomized active-controlled trial». *Brain Behaviour Immun*, julio 2021;95:381-390.

Raichle, ME. «The brain's default mode network». *Annual Review Neuroscience*, julio 2015;38:433-47.

Schuch, F; Vancampfort, D; Firth, J; Rosenbaum, S; Ward, P; Reichert, T; Bagatini, NC; Bgeginski, R; Stubbs, B. «Physical activity and sedentary behavior in people with major depressive disorder: A systematic review and meta-analysis». *Journal of Affective Disorders*, marzo 2017;210:139-150.

Schuch, FB; Vancampfort, D; Firth, J; Rosenbaum, S; Ward, PB; Silva, ES; Hallgren, M; Ponce De Leon, A; Dunn, AL; Deslandes, AC; Fleck, MP; Carvalho, AF; Stubbs, B. «Physical Activity and Incident Depression: A Meta-Analysis of Prospective Cohort Studies». *American Journal of Psychiatry*, julio 2018;175(7):631-648.

Strack, Fritz; Martin, Leonard; Stepper, Sabine. «Inhibiting and Facilitating Conditions of the Human Smile: A Nonobtrusive Test of the Facial Feedback Hypothesis». *Journal of Personality and Social Psychology*, 1988;54-5-768.

Stubbs, B; Vancampfort, D; Smith, L; Rosenbaum, S; Schuch, F; Firth, J. «Physical activity and mental health». *Lancet Psychiatry*, noviembre 2018;5(11):873.

CAPÍTULO 3: EL INTESTINO

Baskin, R; Hill, B; Jacka, FN; O'Neil, A; Skouteris, H. «The asociación between diet quality and mental health during the perinatal period. A systematic review». *Appetite*, agosto 2015;91:41-7.

Clark, A; Mach, N. «Exercise-induced stress behavior, gut-microbiota-brain axis and diet: a systematic review for athletes». *Journal of Internation Society Sports Nutrition*, noviembre 2016;24;13:43.

Cryan, John F; Dinan, Timothy G. «Mind-altering microorganisms: the impact of the gut microbiota on brain and behaviour». *Nature Review Neuroscience*, octubre 2012;13(10):701-12.

Cryan, JF; O'Riordan, KJ; Sandhu, K; Peterson, V; Dinan, TG. «The gut microbiome in neurological disorders». *Lancet Neurology*, febrero 2020;19(2):179-194.

Dawson, SL; O'Hely, M; Jacka, FN; Ponsonby, AL; Symeonides, C; Loughman, A; Collier, F; Moreno-Betancur, M; Sly, P; Burgner, D; Tang, MLK; Saffery, R; Ranganathan, S; Conlon, MA; Harrison, LC; Brix, S; Kristiansen, K; Vuillermin, P; BIS Investigator Group. «Maternal prenatal gut microbiota composition predicts child behaviour». *EBioMedicine*, junio 2021;68:103400.

De Filippo, C; Cavalieri, D; Di Paola, M; Ramazzotti, M; Poullet, JB; Massart, S; Collini, S; Pieraccini, G; Lionetti, P. «Impact of diet in shaping gut microbiota revealed by a comparative study in children from Europe and rural Africa». *Proceedings of the National Academy of Sciences*, agosto 2010;107(33):14691-6.

Diaz Heijtz, R; Wang, S; Anuar, F; Qian, Y; Björkholm, B; Samuelsson, A; Hibberd, ML; Forssberg, H; Pettersson, S. «Normal gut microbiota modulates brain development and behavior». *Proceedings of the National Academy of Sciences*, febrero 2011;108(7):3047-52.

Dinan, TG; Cryan, JF. «The Microbiome-Gut-Brain Axis in Health and Disease». *Gastroenterology Clinical North America*, marzo 2017;46(1):77-89.

Firth, J; Solmi, M; Wootton, RE; Vancampfort, D; Schuch, FB; Hoare, E; Gilbody, S; Torous, J; Teasdale, SB; Jackson, SE; Smith, L; Eaton, M; Jacka, FN; Veronese, N; Marx, W; Ashdown-Franks, G; Siskind, D; Sarris, J; Rosenbaum, S; Carvalho, AF; Stubbs, B. «A meta-review of "lifestyle psychiatry": the role of exercise, smoking, diet and sleep in the prevention and treatment of mental disorders». *World Psychiatry*, octubre 2020;19(3):360-380.

Gershon, Michael D. *The second brain*. Blackstone Publishing, 2019.

Levinthal, David J; Strick, Peter L. «Multiple areas of the cerebral cortex influence the stomach». *Proceedings of the National Academy of Sciences*, junio 2020;117(23):13078-13083.

Lewis, SJ; Heaton, KW. «Stool form scale as a useful guide to intestinal transit time». *Scand Journal of Gastroenterology*, septiembre 1997;32(9):920-4.

Long-Smith, C; O'Riordan, KJ; Clarke, G; Stanton, C; Dinan, TG; Cryan, JF. «Microbiota-Gut-Brain Axis: New Therapeutic Opportunities». *Annu Rev Pharmacological Toxicology*, enero 2020;60:477-502.

Marx, W; Moseley, G; Berk, M; Jacka, F. «Nutritional psychiatry: the present state of the evidence». *Procedings on Nutrition Soc*, noviembre 2017;76(4):427-436.

Milani, C; Duranti, S; Bottacini, F; Casey, E; Turroni, F; Mahony, J; Belzer, C; Delgado Palacio, S; Arboleya Montes, S; Mancabelli, L; Lugli, GA; Rodriguez, JM; Bode, L; de Vos, W; Gueimonde, M; Margolles, A; van Sinderen, D; Ventura, M. «The First Microbial Colonizers of the Human Gut: Composition, Activities, and

Health Implications of the Infant Gut Microbiota». *Microbiology Molecular Biology Review*, noviembre 2017;81(4):e00036-17.

Molina-Torres, G; Rodriguez-Arrastia, M; Roman, P; Sanchez-Labraca, N; Cardona, D. «Stress and the gut microbiota-brain axis». *Behavioral Pharmacology*, abril 2019;30:187-200.

Mörkl, S; Butler, MI; Holl, A; Cryan, JF; Dinan, TG. «Probiotics and the Microbiota-Gut-Brain Axis: Focus on Psychiatry». *Current Nutrition Rep*, septiembre 2020;9(3):171-182.

O'Neil, A; Quirk, SE; Housden, S; Brennan, SL; Williams, LJ; Pasco, JA; Berk, M; Jacka, FN. «Relationship between diet and mental health in children and adolescents: a systematic review». *American Journal of Public Health*, octubre 2014;104(10):e31-42.

Park, SM; Won, DD; Lee, BJ; Escobedo, D; Esteva, A; Aalipour, A; Ge, TJ; Kim, JH; Suh, S; Choi, EH; Lozano, AX; Yao, C; Bodapati, S; Achterberg, FB; Kim, J; Park, H; Choi, Y; Kim, WJ; Yu, JH; Bhatt, AM; Lee, JK; Spitler, R; Wang, SX; Gambhir, SS. «A mountable toilet system for personalized health monitoring via the analysis of excreta». *Nature Biomedical Engineering*, junio 2020;4(6):624-635.

Peláez Martínez, Carmen. *La microbiota intestinal*. Publicaciones CSIC, 2017.

Sherwin, E; Bordenstein, SR; Quinn, JL; Dinan, TG; Cryan, JF. «Microbiota and the social brain». *Science*, noviembre 2019;366(6465): eaar2016.

Strandwitz, P. «Neurotransmitter modulation by the gut microbiota». *Brain Research*, agosto 2018;1693(Pt B):128-133.

Van Leeuwenhoek, Antonie. «Human gut microbiota/microbiome in health and diseases: a review», diciembre 2020;113(12):2019-2040.

CAPÍTULO 4: LA RESPIRACIÓN

Arsenault, Marianne; Ladouceur, Alexandra; Lehmann, Alexandre; Rainville, Pierre; Piché, Mathieu. «Pain modulation induced by respiration: phase and frequency effects». *Neuroscience*, 2013;12;252:501-11.

Birte-Antina, Wegener; Ilona, Croy; Antje, Hähner; Thomas, Hummel. «Olfactory training with older people». *International Journal of Geriatric Psychiatry*, enero 2018;33(1):212-220.

Farb, Norman AS; Segal, Zindel V; Mayberg, Helen; Bean, Jim; McKeon, Deborah; Fatima, Zainab; Anderson, Adam K. «Attending to the present: mindfulness meditation reveals distinct neural modes of self-reference». *SCAN*, 2007;2.313-322.

Haddad, R; Lapid, H; Harel, D; Sobel, N. «Measuring smells». *Current Opinion Neurobiology*, agosto 2008;18(4):438-44.

Heck, DH; McAfee, SS; Liu, Y; Babajani-Feremi, A; Rezaie, R; Freeman, WJ; Wheless, JW; Papanicolaou, AC; Ruszinkó, M; Sokolov, Y; Kozma, R. «Breathing as a Fundamental Rhythm of Brain Function». *Frontiers Neural Circuits*, enero 2017;10:115.

Herrero, Jose L; Khuvis, Simon; Yeagle, Erin; Cerf, Moran; Mehta, Ashesh D. «Breathing above the brain stem: volitional control and attentional modulation in humans». *Journal in Neurophysiology*, enero 2018;119(1):145-159.

Homma, I; Masaoka, Y. «Breathing rhythms and emotions». *Experimental Physiology*, septiembre 2008;93(9):1011-21.

Huijbers, Willem; Pennartz, Cyriel MA; Beldzik, Ewa; Domagalik, Aleksandra; Vinck, M; Hofman, Winnie F; Cabeza, Roberto; Daselaar, Sander M. «Respiration phase-locks to fast stimulus presentations: implications for the interpretation of posterior midline "deactivations"». *Hum Brain Mapping*, septiembre 2014;35(9):4932-43.

Le Doux, Joseph. «Emotion circuits in the brain». *Annual Review Neuroscience*, 2000;23:155-184

Masaoka, Yuri; Hirasawa, Kenichi; Yamane, Fumitaka; Hori, Tomokatsu; Homma, Ikuo. «Effects of Left Amygdala Lesions on Respiration, Skin Conductance, Heart Rate, Anxiety, and Activity of the Right Amygdala During Anticipation of Negative Stimulus». *Behavior modification*, octubre 2003;27(5):607-619.

Masaoka, Yuri; Koiwa, Nobuyoshi; Homma, Ikuo. «Inspiratory phase-locked alpha oscillation in human olfaction: source generators estimated by a dipole tracing method». *Journal of Physiology*, 2005;566(3):979–997

Perl, O; Mishor, E; Ravia, A; Ravreby, I; Sobel, N. «Are humans constantly but subconsciously smelling themselves?». *Philosophical Transactions of the Royal Society of London B Biological Science*, junio 2020;375(1800):20190372.

Perl, O; Ravia, A; Rubinson, M; Eisen, A; Soroka, T; Mor, N; Secundo, L; Sobel, N. «Human non-olfactory cognition phase-locked with inhalation». *Nature Human Behavior*, mayo 2019;3(5):501-512.

Secundo, L; Snitz, K; Sobel, N. «The perceptual logic of smell». *Current Opinion Neurobiology*, abril 2014;25:107-15.

Zelano, Christina; Jiang, Heidi; Zhou, Guangyu; Arora, Nikita; Schuele, Stephan; Rosenow, Joshua; Gottfried, Jay A. «Nasal Respiration Entrains Human Limbic Oscillations and Modulates Cognitive Function». *Journal in Neuroscience*, diciembre 2016;36(49):12448-12467.

Zhou, Guangyu; Olofsson, Jonas K; Koubeissi, Mohamad Z; Menelaou, Georgios; Rosenow, Joshua; Schuele, Stephan U; Xu, Pengfei; Voss, Joel L; Lane, Gregory; Zelano, Christina. «Human hippocampal connectivity is stronger in olfaction than other sensory systems». *Progress in Neurobiology*, junio 2021;201:102027.

CAPÍTULO 5: EL CORAZÓN

Babo-Rebelo, M; Richter, CG; Tallon-Baudry, C. «Neural responses to heartbeats in the default network encode the self in spontaneous thoughts». *Journal of Neuroscience*, 2016;36:7829-7840.

Critchley, Hugo D; Wiens, Stefan; Rotshtein, Pia; Öhman, Arne; Dolan, Raymond J. «Neural systems supporting interoceptive awareness». *Nature Neuroscience*, 2004;7:2.

Galvez-Pol, Alejandro; McConnell, Ruth; Kilner, James M. «Active sampling in visual search is coupled to the cardiac cycle T». *Cognition*, 2020;196:104149.

Gray, MA; Rylander, K; Harrison, NA; Wallin, BG; Critchley, HD. «Following one's heart: cardiac rhythms gate central initiation of sympathetic reflexes». *Journal of Neuroscience*, 2009;29:1817-1825.

Gray, MA; Taggart, P; Sutton, PM; Groves, D; Holdright, DR, et al. «A cortical potential reflecting cardiac function». *Proceedings of the National Academy of Sciences*, 2007;104:6818-6823.

Hillman, James. *El pensamiento del corazón*. Editorial Atalanta, 1981.

Hustvedt, Siri. *Los espejismos de la certeza*. Editorial Seix Barral, 2021.

Kuriyama, Shigehisa. *La expresividad del cuerpo y la divergencia de la medicina griega y china*. Biblioteca de ensayo. Editorial Siruela, 2005.

Lutz, Antoine; McFarlin, Daniel R; Perlman, David M; Salomons, Tim V; Davidson, Richard J. «Altered anterior insula activation during anticipation and experience of painful stimuli in expert meditators». *Neuroimage*, enero 2013;64:538-546.

Park, HD; Correia, S; Ducorps, A; Tallon-Baudry, C. «Spontaneous fluctuations in neural responses to heartbeats predict visual detection». *Nature Neuroscience*, 2014; 17(4):612-618.

Petrocchi, N; Cheli, S. «The social brain and heart rate variability: Implications for psychotherapy». *Psychological Psychotherapy*, junio 2019;92(2):208-223.

Serés, Guillermo. *Historia del alma*. Editorial Galaxia Gutenberg, 2018.

Thayer, JF; Lane, RD. «A model of neurovisceral integration in emotion regulation and dysregulation». *Affect Disord*, diciembre 2000;61(3):201-16.

Thayer, JF; Hansen, AL; Saus-Rose, E; Johnsen, BH. «Heart rate variability, prefrontal neural function, and cognitive performance: the neurovisceral integration perspective on self-regulation, adaptation, and health». *Annual Behavior Medicine*, abril 2009;37(2):141-53.

Turgeon, Judith L; Carr, Molly C; Maki, Pauline M; Mendelsohn, Michael E; Wise, Phyllis M. «Complex actions of sex steroids in adipose tissue, the cardiovascular system, and brain: Insights from basic science and clinical studies». *Endocrinology Review*, octubre 2006;27(6):575-605.

Zhu, J; Ji, L; Li, C. «Heart rate variability monitoring for emotion and disorders of emotion». *Physiological Measures*, julio 2019;40(6):064004.

Araujo, HF; Kaplan, J; Damasio, H; Damasio, A. «Neural corre-
lates of different self domains». *Brain Behavior*, octubre
2015;5(12):e00409.

Azevedo, Ruben T; Garfinkel, Sarah N; Critchley, Hugo D; Tsakiris,
Manos. «Cardiac afferent activity modulates the expres-
sion of racial stereotypes». *Nature Communications*, enero
2017;8:13854.

Castellanos, Nazareth; Diez, Gustavo G; Pereda, Ernesto;
López, María Eugenia; Bruña, Ricardo; Cuesta, Pablo;
Bartolomé, Myriam G; Maestú, Fernando. «Heart Evoked
Brain Synchronization Predicts Progression to Alzheimer's
Disease». *Journal of Cardiac and Pulmonary Rehabilitation*,
2021;5:4.

Damasio, Antonio. *The Feeling of What Happens*, Harcourt, 2000.

Danziger, Shai; Levav, Jonathan; Avnaim-Pesso, Liora.
«Extraneous factors in judicial decisions». *National Academy
of Science of USA*, abril 2011;108(17):6889-92.

Fukushima, Hirokata; Terasawa, Yuri; Umeda, Satoshi.
«Association between interoception and empathy: Evidence
from heartbeat-evoked brain potential». *International Journal
of Psychophysiology*, 2011; 7:259-265.

Gallagher, S. «A pattern theory of self». *Front Hum Neurosci*,
agosto 2013;7:443.

MacInnis, MJ; Gibala, MJ. «Physiological adaptations to inter-
val training and the role of exercise intensity». *Journal of
Physiology*, mayo 2017;595(9):2915-2930.

Park, HD; Tallon-Baudry, C. «The neural subjective frame: from
bodily signals to perceptual consciousness». *Philosophical
Transactions Real Society of London B Biology*, 2016, Sci369:1-9.

Qiu, C; Fratiglioni, L. «A major role for cardiovascular burden in age-related cognitive decline». *Nature Review Cardiology*, 2015;12:267-277.

Tippett, K; Metzinger, T; Thompson, E; van Lommel, P. «To be or not to be: the self as illusion». *Annual New York Academy of Science*, octubre 2011;1234:5-18.